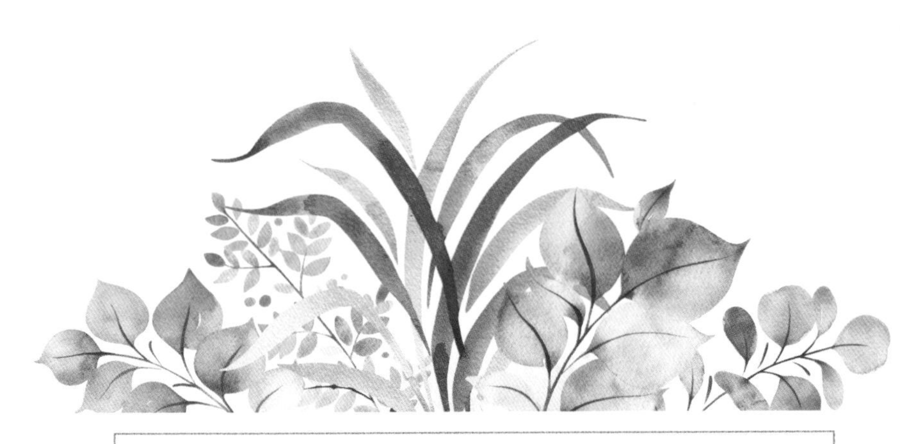

親子情緒芳療

芳療師媽媽帶領你解決兒童情緒問題，
以及父母的育兒焦慮、壓力與失眠

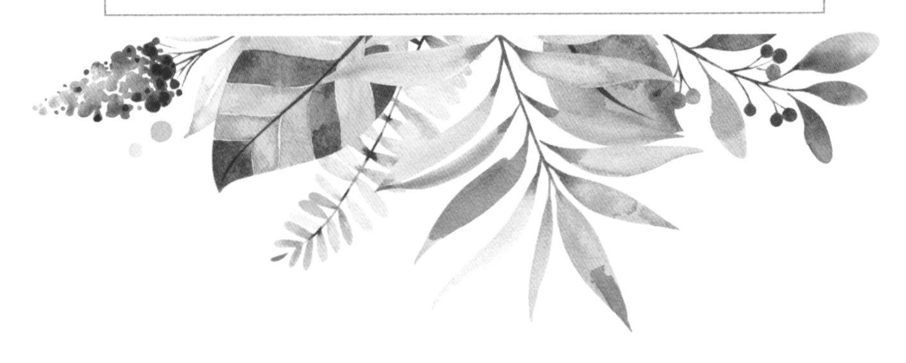

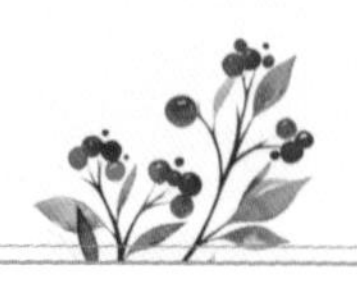

這本書獻給我的最大粉絲，

也就是我母親，

一路上都是她在支持著我。

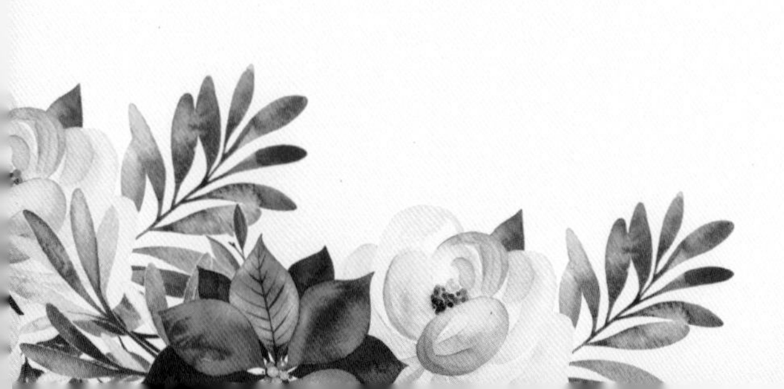

關於作者

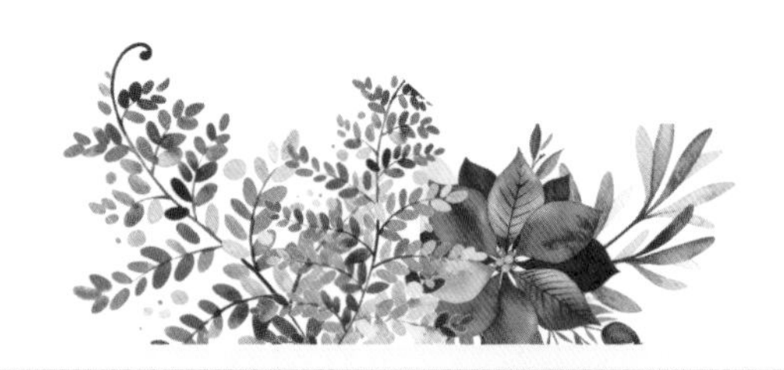

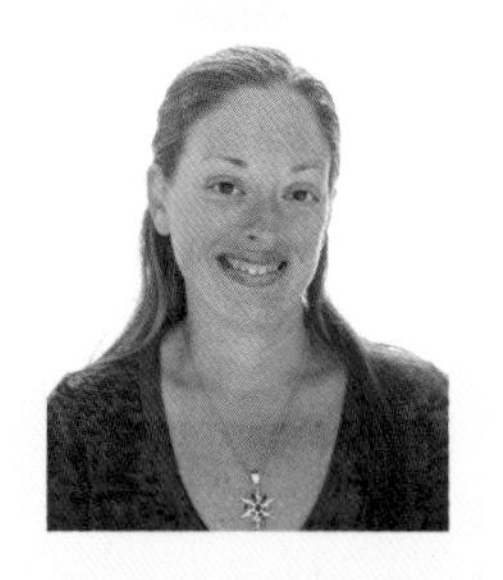

萊絲莉・摩登諾爾
Leslie Moldenauer

她是經驗老道的芳療師，也是一位媽媽，以學術研究和科學為基礎，從事芳療至今有十多年。萊絲莉是最早根據科學研究結果來進行芳香療法的芳療師之一，她以深厚的臨床芳療經驗，照顧兩個兒子的身心健康，撰寫了適合兒童與成人的情緒芳療書籍。

萊絲莉從美國醫療保健科學學院（American College of Healthcare Sciences）取得輔助另類醫學的應用科學學士，專修芳香療法。她也是線上教育資源平台 lifeholistically.com 的創辦人，教導大家如何安全使用精油，並且提供自然生活知識。她除了專攻植物醫學、能量醫學、冥想、瑜伽和壓力管控，也擁有芳療師和全方位營養顧問的證照。

推薦語

「如果你感到低氣壓、焦慮或擁有創傷經驗，甚至正經歷情緒崩潰，這本書十分適合你。這是了解使用什麼精油可以幫助你緩解情緒的絕佳資源！」

——Stillpoint Aromatics 和 VirginiaJoy.com 的創始人　弗吉尼亞・喬伊

「精油的情感療法可能規模不大，但在為讀者提供的指導上意義重大。萊絲莉懷著同理心，通過了對自己的情感動盪的體驗，找到了自然恢復情感的方法。」

——芳香智慧研究所創辦人，臨床芳療師_莉茲・佛切

「真正有在使用精油的任何人都知道，這些有效的植物不僅僅是芳香類的美食，芳香精油之所以被認為必不可少，是因為它們對一個人的生命至關重要，就像它們是植物的純淨精神一樣。本書很好地揭示了它們的治療功效，有時會立刻緩解，有時還會使內在精神發生最大變化。萊絲莉已經認識並證實了芳香精油。」

——阿南達藥劑師精油商店 CEO　安妮塔・洛佩茲

「本書的優點之一是，配方和安全指南中都考慮了兒童和成人，因此可用於家庭的所有成員。萊絲莉在本書一開始就介紹了 50 種精油，其中包括常見的 43 種精油和罕見的 7 種精油（佛陀木、非洲洋甘菊、印蒿、大麻、祕魯聖木、粉紅胡椒、髯花杜鵑）。還有解決情緒低落，焦慮，憤怒和缺乏動力等問題的精油配方，以及針對創傷症候群、失眠、冥想和脈輪的配方。」

——認證的臨床芳香療法醫生　凱西・杜瓦爾

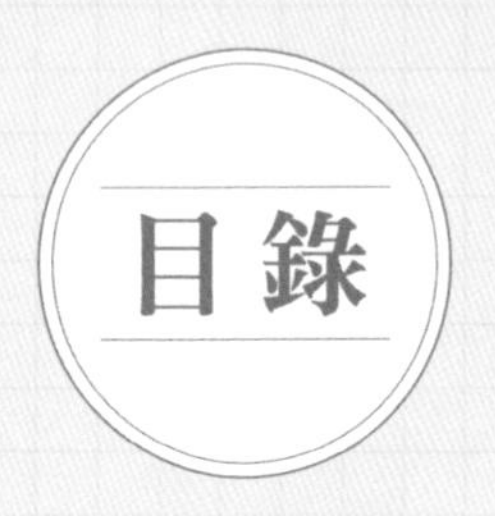

目錄

PART 1
情緒療癒

Chapter 1
你的情緒和精油 016

Chapter 2
如何使用這本書 030

PART 2
情緒療癒精油 036

Chapter 3
使用單方精油

Chapter 4
50 種促進情緒健康的精油 046

PART 3
情緒芳療的應用

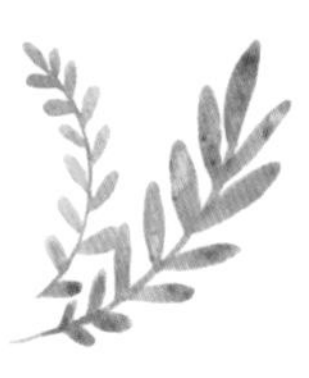

前言

我十多年前跟精油初次相遇時，正好經歷生命裡最深的失落感，痛不欲生。先是痛失一個小生命，以致我根本沒機會去愛她，去撫育餵養她；接著幾年後，我的父親離開人世。

我沉浸在輔助及另類療法課程，開始發現精油不只是好聞而已，精油其實還會觸發復原的力量。我至今仍持續學習精油，同時也是全心投入的芳療師，試著從自己的過去成長，幫助你和更多人療癒自我。

情緒療癒並非線性的過程，我們必須包容自己學習和成長的速度。我們小時候，總是觀察身旁大人的反應，來形塑我們的信念和期待。等到長大以後，開始拿這些有侷限的信念和期待，過濾我們對於人生和事物的看法，反而徒增自己的痛苦。我們經常忘了，我們可以為自己製造苦惱，當然也可以讓自己獲得解脫，我們絕對有這個能力。

現在大家紛紛尋求精油芳療的自然療法，但其實早從數百年前，精油就有各式各樣的用途，包括做成草藥、樹脂、凝膠、軟膏和藥膏，來舒緩情緒和身體的不適。

精油愛好者大多都知道，精油可以提升免疫力，加速從病毒感染復原，甚至用來打掃家裡，但極少人知道精油可以療癒心靈，只要使用方法正確，注意安全，精油確實是我們生活幸福的強力應援。

這本書會引導你踏上療癒之路。當你接納精油強大的療癒力，你會開始明白，人生每件事是為了你而來，而不是衝著你而來，進而鍛鍊你面對生命逆境的韌性。為自己的幸福奠定穩定的基礎，無非是把重心放在照顧自己和愛自己上，精油絕對會在一路上支持著你。

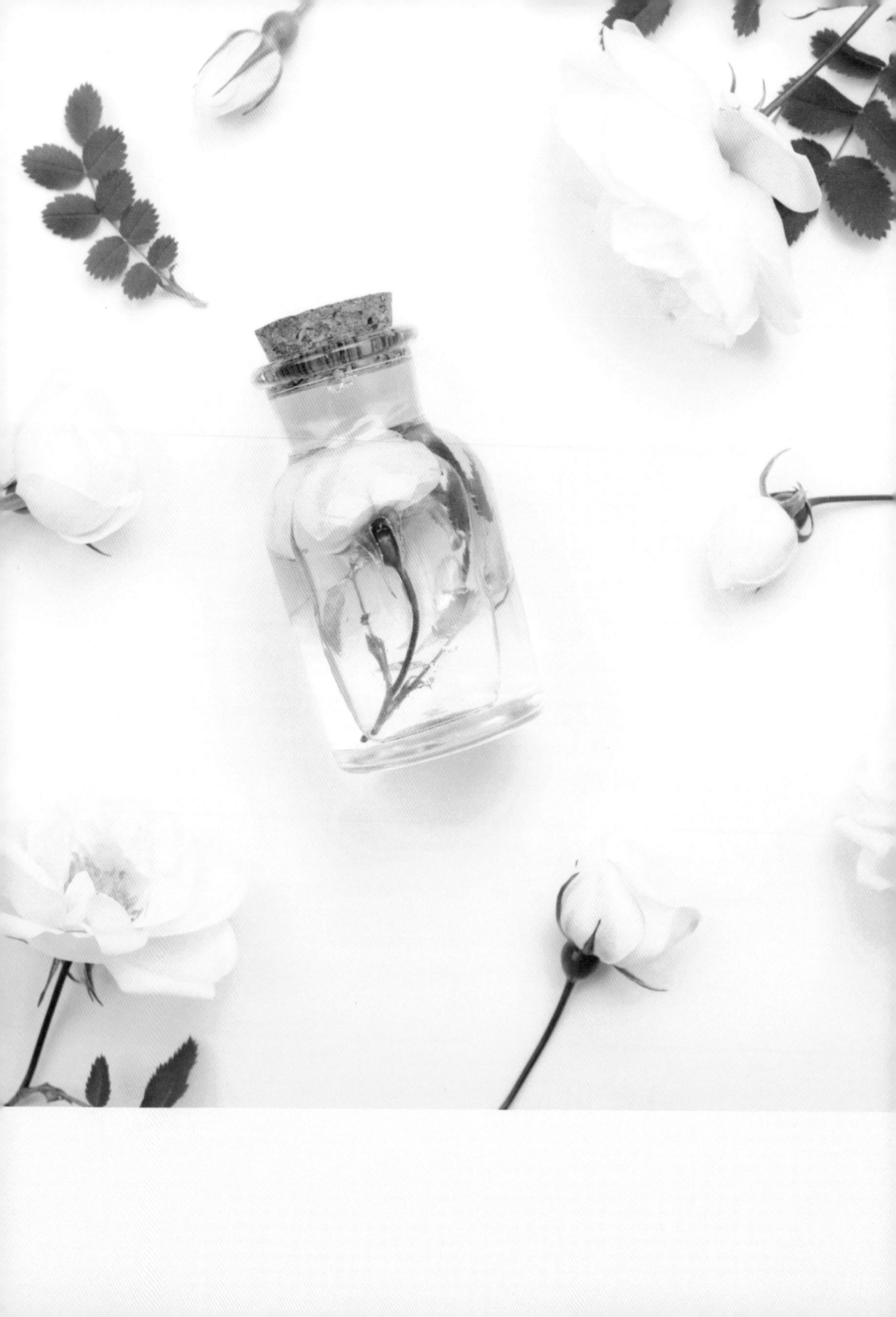

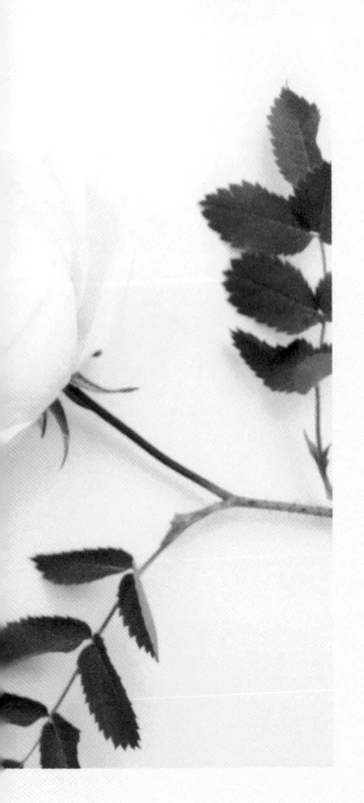

PART 1 情緒療癒

人生難免會遭遇困難，面對悲痛、失落、波動和巨變，造成莫大的心理壓力。精油確實是促進心靈健康的重要工具，很多研究都證明了精油的效果。如果再搭配持續的自我照顧，精油真的可以豐富我們的人生，改善我們整體的健康狀態。

後面幾章會探討各種情緒場景，教大家如何跟自己的情感互動。我也會分享我心目中前 50 名的情緒療癒精油。最後，我會運用這幾支精油介紹 100 種應用和配方。每一種配方都對應特定的情緒需求，帶來特定的效果。

Chapter 1
你的情緒和精油

壓抑情緒或忽視情緒，絕對是不健康的事情，反之理解自己的情緒，並且學習穿越情緒風暴，才是自我成長的必經之路，進而提升我們的療癒能力。

第一章會教大家辨識和覺察情緒，用健康的方式表達情緒，你會明白有哪些精油應用最適合你自己，有了這些概念，你會找回自我的平靜，以及生活的平靜。

理解你的感受

人生有好多事情會打亂我們面對逆境的能力，包括所愛的人離世、經濟不穩定、失業、離婚、搬家、生病或受傷。就連我們看好或期待的改變，對我們而言都可能是壓力，進而損害我們的健康。人生關卡對身心造成的創傷，可能會持續好幾年，如果可以越早處理，就可以越快走出來，讓自己再度展現生命力。

寫日記，向別人求助，讓自己靜下心，還有保持正念，都是我們理解自己感受的起點。

寫日記

寫日記常有神奇的療癒效果。寫一點東西，讓思緒自由流動，通常有助於釋放強烈的情緒，以免受到情緒左右。寫日記也是在幫我們想出解決辦法，或者重新理解整體情勢。

向別人求助

當你建立健全的情感支持網絡，會更容易處理人生的難關和逆境，例如找朋友或家人聊一聊，便是很棒的起點，但是別忘了，如果你的問題比較嚴重，比方有憂鬱症的傾向，親友可能無法為你設想周到， 無法以最適合你或最有效的方式，幫助你走出情緒風暴，所以要勇於尋求專業合格人員的協助。許多機構都有免費的熱線，為需要的人提供匿名服務。

讓自己靜下心

靜下心來，思考最為透徹。每當我平靜思緒，就會更清楚自己的情緒，把事情看得更清楚。

我特別偏好冥想，自從父親過世之後，開始接觸冥想。很多人覺得很難完全靜下心，包括我在內，就連一輩子修行瑜伽的人，冥想時仍會出現雜念，真的是如此。不過，透過持續練習，我的冥想越來越上手了。

首先，找一個舒服的坐姿，閉上雙眼。把注意力放在穩定的呼吸上，讓吸氣和呼氣保持穩定、緩慢而溫順，千萬不要閉氣。接納任何闖進你心裡的雜念，然後直接放下，不做任何處理。剛開始練習，不妨每天嘗試幾分鐘，等到你覺得可以了，再來延長時間。

有些人做放鬆練習，習慣看一看冥想引導圖，聽一聽冥想引導語。再不然，走出戶外也是讓頭腦清醒，讓心靜下來的好方法，不妨去散散步，欣賞大自然和野生動物，說不定對於自我情緒會有更深層的理解。

保持正念

正念是極為有效的方法，禪學大師一行禪師說：正念可以訓練讓心活在當下，並且保持平靜。我在十年多前讀到他的著作《橘子禪》，徹底改變我的人生，每當我發現自己又在胡思亂想，就會回去重讀一遍。

正念透過呼吸和練習，反覆訓練你的身體和心靈活在當下。正念跟禪坐不一樣，正念可以培養你的幸福感，激發感恩的心，這些都是理解和表達情緒所需要的精神狀態。

接下來第 22 頁的「感受表」是讓你理解情緒的參考，你會明白情緒之間的關聯性。我鼓勵大家不時翻閱這張「感受表」，就算你讀到這本書第三部分，也可以回過頭參考這張表。

輔助療法

我們都知道自我照顧攸關身心靈全面的健康。以最基本的需求來說，每天都要有充足的營養，補充足夠的水分，給自己大量的休息時間。如果沒有這些基礎，很多人都無法好好活著，你也不例外，這就好比種子埋在缺乏養分、水和陽光的土壤裡。

運動對於整體生理健康很重要，對於心靈和情緒健康也不可或缺。活動筋骨會讓能量保持流動和清朗，比方步行禪、瑜伽和氣功，以及有意識和有節奏的慢舞，都屬於運動治療的一部分。當你有意識的帶著正念完成這些練習，就會展開一段有意義且有效的自我追尋之旅。

草藥輔助療法也極為有效。精油不含營養素，但草藥富含營養，可以促進身體和心靈的健康。以洋甘菊藥草為例，不僅跟洋甘菊精油一樣有鎮定效果，還多了一堆營養素，對消化系統很好。喝一杯洋甘菊茶，或者在餐點添加新鮮的洋甘菊末，都會有顯著的效果。

指壓和針灸都是知名的傳統中醫療法。中醫認為人體有超過 365 個穴位，彼此之間透過經絡連結。我們所稱的能量，在中醫稱為「氣」，身體不舒服或生病時，都會導致能量或「氣」失衡，還好指壓和針灸可以恢復「氣」的平衡和流動。1990 年代初期，芳療師彼得・荷姆斯（Peter Holmes）研發出芳香穴療（Aroma Acupoint Therapy），整合純精油和穴位來加強療效*。

反射療法（Reflexology）也很類似，同樣也是瞄準身體的穴位，尤其是腳掌、手掌和耳朵的穴位，只不過這些穴位是對應身體器官而非經絡。

我最愛的老少咸宜輔助療法，正是情緒釋放技術（EFT），又稱為敲穴情緒舒解療法（Tapping）**，一邊敲打經穴，一邊抒發創傷經驗或逆境，達到緩解情緒的效果。

---

* Snow Lotus,"About Aroma Acupoint Therapy TM,"accessed June 5,2019, www.snowlotus.org／about-aroma-acupoint-therapy-tm／.

** The Tapping Solution Foundation,"Promoting the Healing Effects of EFT lapping to People of All Ages around the World,"accessed June 5,2019, https:／／www.tappingsolutionfoundation.org.

情緒和身體健康

生理健康和心理的健康密切相關。依照世界衛生組織的定義，健康是「生理、心理和社會全面安康的狀態，而不只是沒有病痛或殘疾。」*為了達到這個狀態，必須注意生活每個層面，包括身、心、靈和社會，如果忽視任何一個層面，其他層面絕對會感到不適。

一旦心理不健康，確實無法為身體健康做出最明智選擇，免疫力也可能會下降，讓病痛和疾病衝著我們而來。

每個人都要花時間照顧自己。「軟化你的心身體油」（Soften the Heart Body Oil，第 124 頁）讓你能夠好好愛自己。如果我們始終忠於自我，尊重自己內心的感受，就會更容易閃耀內在光芒，照亮全世界！

精油和芳療會放鬆心靈並提振精神，提醒我們對自己溫柔一點。大自然的智慧可以幫助我們去理解自己。

---

*World Health Organization, "Frequently Asked Questions," accessed June 5, 2019, https://www.who.int/about/who-we-are/frequently-asked-questions .

**Ronald Glaser and Janice K. Kiecolt-Glaser, "Stress-induced Immune Dysfunction: Implications for Health," Nature Reviews Immunology 5, no.3(2005): 243-51, doi:10.1038/nri1571.

感受表

憤怒	害怕	痲痺	悲傷	難堪
沮喪	焦慮	孤僻	憂鬱	羞恥
尷尬	不安	失去動力	不抱希望	罪惡感
嫉妒	畏懼	困惑	悲痛	受排擠
苦澀	恐慌	冷漠	受傷	受嘲笑
失望	脆弱	拒人千里	孤單	自卑
憤恨	憂慮	空虛	痛苦	恥辱
恥辱	無力感	猶豫不決	空虛	受害
不悅	驚嚇	迷失	鬱悶	自貶
暴怒	緊張	不知所措	悲哀	丟臉
不知所措	驚惶	無聊	憂傷	卑微

精油的功用

精油從植物各部位萃取而來（包括葉子、莖、花、樹皮和根部），最常見的是水蒸氣蒸餾法。

水蒸氣蒸餾法讓蒸汽通過植物物質，打開油囊，釋放內容物，也就是霧氣（混合了油和水蒸氣）。等到霧氣冷卻了，油水就會分離。精油是植物的精華，屬於高濃度的萃取物，所以強力有效，值得我們尊敬。精油的使用心法，少即是多！

精油的香氛會喚起過去鮮明的記憶，引發由內而外的身體療癒反應。無數科學研究都證實精油對大腦邊緣系統的效果，可以舒緩壓力，緩解焦慮、憂鬱、失眠、悲痛、季節性抑鬱症（SAD）、創傷後壓力症候群（PTSD）等。

你有沒有好奇過，為什麼有的氣味特別會喚起回憶和身體感受？氣味和記憶的連結，稱為「普魯斯特現象」（Proust phenomenon），這個名詞是為了紀念法國作家普魯斯特（Marcel Proust），他的小說《追憶似水年華》以浪漫的口吻訴說主角把一塊小烤餅浸到茶裡，一陣香氣帶著他回到童年回憶。

2011 年烏特勒茲大學（Utrecht University）的研究證實，當氣味勾起人生大事的回憶，記憶會變得更鮮明。這份研究證明精油有此效果，會對生理和心理帶來強烈影響，有助於喚起過去的回憶，讓舊的回憶獲得處理，進而創造新的回憶來舒緩心靈，怪不得我們會渴望用芳療來恢復能量，加深跟自我的連結。

你的嗅覺來自 1,000 萬個嗅覺受體，位於你鼻孔內上端的兩小片組織。這些組織稱為嗅上皮，會透過神經元傳訊息給腦部的嗅球，然後直達大腦邊緣系統。邊緣系統又稱為情緒中樞，是包含跟記憶、專注力、恐懼、焦慮、痛苦、愉悅等有關的大腦區域。精油的香氣會直達邊緣系統，難怪嗅吸精油會影響我們的情緒。

當我們精心調配精油，融合想要的化學物質，然後開始使用精油，就會有立竿見影的效果，包括舒緩鬱悶、消除恐懼、回歸穩定、提振心情、恢復身心靈平靜。簡單來說，精油會增進我們的幸福感。

基本上，精油本來就能夠支持身體，喚醒身體與生俱來的療癒力。當我們正視人生苦惱的癥結，同時使用精油，效果快得令人不可思議！

精油的預防效果向來不錯，但如果你有嚴重的身心疾病，或者你懷疑自己有，最好跟醫療從業人員商量過再使用，一定要讓他們知道你在家實行的自我保健法，包括精油在內，這樣他們才可以給你適當的照顧。

現在服用抗焦慮和抗憂鬱藥物的人數很驚人，所以我們比以前更需要知道，精油是極為重要有效的輔助療法。東方和西方醫學不必然互斥，反而應該為了更良善的目標互相融合和合作。

工具和容器

如果你不是第一次接觸精油和芳療，家裡可能有一個櫥櫃擺滿器具，那麼你在家就能方便調製我推薦的複方精油；但如果你是初學者，下面都是值得你入手的工具。

擴香儀

芳療至少要準備一個好用的擴香儀。基於安全考量，我建議購買超音波擴香儀，附有自動關閉的計時器，以免吸入過量香氛。第一次使用時，記得要閱讀包裝上的使用說明。

芳療嗅吸棒

芳療嗅吸棒極為平價，輕巧好攜帶，可以放在口袋、手提袋、背包或公事包，隨時需要就可以使用。

精油收納瓶

如果精油接觸到陽光、空氣或高溫都會變質，為了避免這種事情發生，盡量購買玻璃材質的精油瓶，千萬不要用塑膠瓶。精油瓶最好是深色的，例如琥珀色、鈷藍色或深綠色，千萬不要用透明或半透明的瓶子。

手邊準備幾個 50～150 ml的深色玻璃精油瓶，附有簡單的蓋子和噴嘴，方便調製大容量的複方精油。精油瓶絕對要重複使用，以熱水和肥皂洗淨，如果家裡有洗碗機，記得放在洗碗機最上層。

你可能會用到 5ml 深色玻璃瓶，以及 10ml 琥珀色或鈷藍色瓶子來調配我在這本書建議的配方。如果你發現自己特別喜愛某個配方，不妨一次做多一點，以備不時之需。

滾珠瓶適合外出使用，方便隨時塗抹。我個人偏好不鏽鋼的滾珠，不太建議用塑膠的材質。

量杯和量碗

精油會分解塑膠。當你購買量碗和量杯，盡量選購玻璃或不鏽鋼材質。如果想快速調配大量精油，一定要準備幾個以毫升為單位的玻璃量筒或量杯。

滴管

科學實驗室都會用滴管測量液體。塑膠材質的一次性滴管並不貴，對於調製複方精油不可或缺。如果你曾經只想倒一兩滴精油，最後卻倒出好幾滴精油的經驗，絕對會愛上這種實用的工具。

---

* 請記得購買乳膠手套，以免碰觸未稀釋的精油。

促進情緒健康的精油

我們現在知道了，大腦邊緣系統是我們的情緒中樞，精油可以有效支持和改善情緒健康。我們來介紹幾種絕佳的精油使用方式。

擴香儀

在芳療的世界中，傳統擴香儀是最受歡迎的用法。以擴香儀擴香，屬於被動嗅吸，對情緒健康有益，可舒緩壓力、提振心情或幫助安眠。

市面上的擴香儀分成許多種類、形狀和大小；我個人偏好有計時功能的擴香儀，這樣比較安全。依照擴香儀廠商的指示，在擴香儀加入蒸餾水和單方精油（或複方精油），滴數取決於空間的大小。精油的效果很強，作用速度快，短時間擴香絕對好過長時間擴香。精油專家羅伯・滴莎蘭德（Robert Tisserand）認為，以健康的成人來說，理想的擴香時間為 30～60 分鐘。至於小孩子，我建議縮短為 10～15 分鐘。計時器響了，擴香儀就會自動關閉，這時候記得休息片刻，以免嗅吸過量。每次使用完畢，一定要記得清潔，以免嗅聞到氧化的舊精油。

芳療嗅吸棒

嗅吸棒有塑膠材質，也有玻璃和金屬結合的設計，很多特點都勝過擴香儀。嗅吸棒僅限個人使用，擴香儀讓同一個空間所有人吸到香氣。嗅吸棒輕巧好攜帶，隨時可以帶在身上。如果你出門會情緒崩潰，隨身攜帶的嗅吸棒對你幫助很大。

使用前，先在嗅吸棒的棉條添加精油，通常可以用 3 個月以上，不用的時候，記得把蓋子鎖緊。

凝香飾品

凝香飾品也是逐漸風行的被動擴香法。現在有各種風格和尺寸的項鍊墜子和熔岩珠手環，以紙巾沾取精油，塗抹在凝香飾品上，等到精油被飾品吸收了再戴起來，以免未稀釋的精油沾到你的肌膚。

芳療按摩

不要小看芳療按摩對情緒健康的益處。邁阿密大學米勒醫學院觸感研究所主任蒂芬尼・斐爾德（Tiffany Field）博士認為：「按摩療法可以提振個人的情緒健康，包括舒緩壓力和壓力荷爾蒙，增加體內的血清素，緩解憂鬱和痛苦」。

芳療浴

芳療浴是我忙碌一整天之後，最喜愛的放鬆方式之一。基於安全起見，把精油加入泡澡水之前，一定要把精油跟少量基底油、或無香味洗髮乳、或沐浴乳混合。如果沒有照著安全警示去做，容易導致皮膚過敏或灼傷。

翻閱第六章，試試看這些熱門的芳療方法。

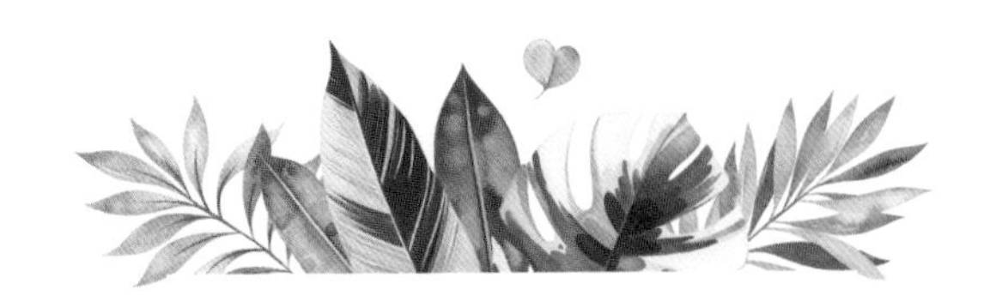

基底油

你專門調配精油的工作室，絕對會準備幾款優質基底油。基底油是從植物的果實、堅果和種子榨取的植物油。精油塗在身上之前，一定要先用基底油稀釋。基底油的英文原文為 carrier oil，直譯就是載體油，專門把精油「載送」到肌膚*。以植物為基底的油，對肌膚極為滋養。

基底油就像香草富含營養，對我們的情緒健康有益，盡量選購冷壓的基底油。

下面列出我最推薦的三款基底油：

葡萄籽油（*Vitis vinifera*）。從淡綠色至無色，容易被肌膚吸收，不會阻塞毛孔，所以廣受大家喜愛。葡萄籽油幾乎無味，不會壓制你的感官，或者蓋過其他精油。很適合製作肌膚緊緻保養品或化妝水。

月見草油（*Oenothera biennis*）。皮膚保養兼精油專家蘇珊。帕克（Susan M. Parker）認為，月見草油富含γ-亞麻油酸，可以為身體補充γ-亞麻油酸，維持荷爾蒙平衡**。少量月見草油混合其他基底油使用，讓身體更容易吸收。這是對身體和情緒健康都有益的絕佳基底油。

荷荷巴油（*Simmondsia chinensis*）。嚴格來說，荷荷巴油其實是蠟，屬於潤膚劑，很適合用在肌膚上，可以形成一層保濕薄膜，卻不會油膩。荷荷巴油也會保護肌膚的酸性膜，以免肌膚有不平衡的問題。

---

* National Cancer Institute,NCDictionary of Cancer Terms"accessed line 5,2019,https:／／www.cancer.gov／publications／dictionaries／cancer-terms／det／carrier-oil.

** Susan Parker,Power of the Seed:Your Guide to Oils for Health and Beou（Port Townsend,WA:Process Media,2015),138.

Chapter 2
如何使用這本書

這本書提供大量資訊，第二章是要幫助你善用這本書。我們會復習前面的內容，預告接下來的章節。我會略提一下後面幾章，例如我心目中前 50 名情緒療癒精油，特別強調安全用法，當然還有 100 個應用和配方，比方針對焦慮的複方精油（不要胡思亂想嗅吸棒，第 115 頁）、舒壓配方（穩定情緒擴香，第 142 頁），以及專為小孩設計的複方精油。

改善情緒健康

如果你正確使用這本書，便會把精油成功融入日常生活中，維持你的情緒健康。第一步就是先閱讀，統整第一章許多芳療妙招，花時間復習這些概念和工具，徹底發揮精油的最大功效。

精油是輔助療法，對每個人都會有驚人的功效，但是大家都知道人生有多難，不可能期待精油解決所有問題，這就是為什麼不要貿然前進，反之，最好先用心評估自己當下的身心狀態。

寫日記、做冥想和活動筋骨，以及做每件事都保持正念，都會帶來更深層的理解，讓彼此的溝通更順暢。一段療癒的旅程，需要健全的社交圈，如果你有需求，別忘了尋求協助。有時候專業人員可以拉我們一把，幫助我們走過情緒風暴。

我們開始使用複方精油之後，如果每天可以對自己慈悲一點，更善待自己一些，絕對會大有幫助。當你試著這麼做，一定要用心覺察你內心冒出來的念頭。

精油概論

這本書第二部分介紹了 50 種情緒療癒精油。每一款精油都會附上中文俗名和拉丁名，除了一小段簡介，還會提到注意事項和安全疑慮，以及常見用途、熱門應用和療效。

務必認真閱讀注意事項，如果你正在服藥或有特殊病症，可能要避免特定精油。此外，有些複方精油可能不適合孩子或孕婦使用，所以一定要讀完安全守則。

你開始自創複方精油之前，最好多認識每一款單方精油，考慮自己的喜好，評估每一款精油的情緒療效，別忘了精油對每個人的影響不一。

應用和配方

這本書第三部分收錄了 100 種應用和配方（參見第 100 頁），以症狀、情緒或預期效果進行分類。配方可在「配方索引表」（參見第 107-108 頁）查閱。

每一個配方都有名稱、最佳使用方法、安全使用年齡、注意事項和禁忌（可能是針對某一款單方精油或整個複方精油）。我還會解釋為什麼挑選某幾支單方精油，介紹材料和調製步驟。

精油調製是一門藝術，但就像人生中每一件事，都可以透過練習和意念來精進。

鼻子會從旁引導你，所以要多練習感官測試（organoleptic test）。一個熟練的芳療師或香水師，在還沒倒出精油之前，就可以想像複方精油的香味，以及它可能喚起的感受。他們懂得把精油分成前調（top note）、中調（middle note）或後調（base note），自顧自地在心中調配過一輪。不要怕！第五章會解說精油調製的原則，也會有詳細的操作指示。等到你看完這本書，你一下子就會調配好精油，甚至自創你獨特的配方。

你可能會對某些配方特別有共鳴，這是正常的，我們每個人跟氣味的連結不一，所以關鍵在於找到最適合自己的氣味。

為了幫助你善用這本書，我會提供兩個特別的好工具，分別是情緒表和精油表。

情緒表（參見第 214 頁）完整列出跟情緒健康有關的情緒，對應這本書推薦的複方精油，方便你使用精油的時候翻閱。我建議你善用情緒表，搜尋適合自己的複方精油，幫助你度過人生混亂時刻，開始療癒自己。你也可以參考情緒表，依照目前的情緒狀態以及你期待的效果，來決定自己真正需要的複方精油。

精油表（參見第 218 頁）列出這本書介紹的 50 款單方精油，以及這些精油各自處理的負面情緒。這張圖表也會列出單方精油或複方精油的預期效果。從精油表可以看出情感之間的錯綜複雜和關聯性，幫助你選擇有益的精油。

我希望這些工具以及淺顯易懂的解說，可以擴充你精油的知識，讓你開始邁向真正健康有活力的幸福人生。

感官測試

如果想親身體驗單方精油，感官測試絕對是一個好方法。「感官」一詞，意指我們用來觀察精油的五感，只不過這裡更在乎香氣，以及香氣帶給我們的感受。

首先，你必須待在一個安靜舒適的空間。把一滴精油滴在聞香紙上，閉上雙眼，在距離你鼻子 15 公分的地方，持續揮舞聞香紙數次。你有什麼念頭？你有什麼感受？用心觀察你的身體，不要做任何評斷，單純觀察就好。現在把聞香紙放下，幾個小時後再回來聞看看，觀察你有什麼感受。香氣可能會改變一點。隔天又有什麼變化呢？不妨把你的發現記錄下來，不久你就會找到自己最愛的精油。

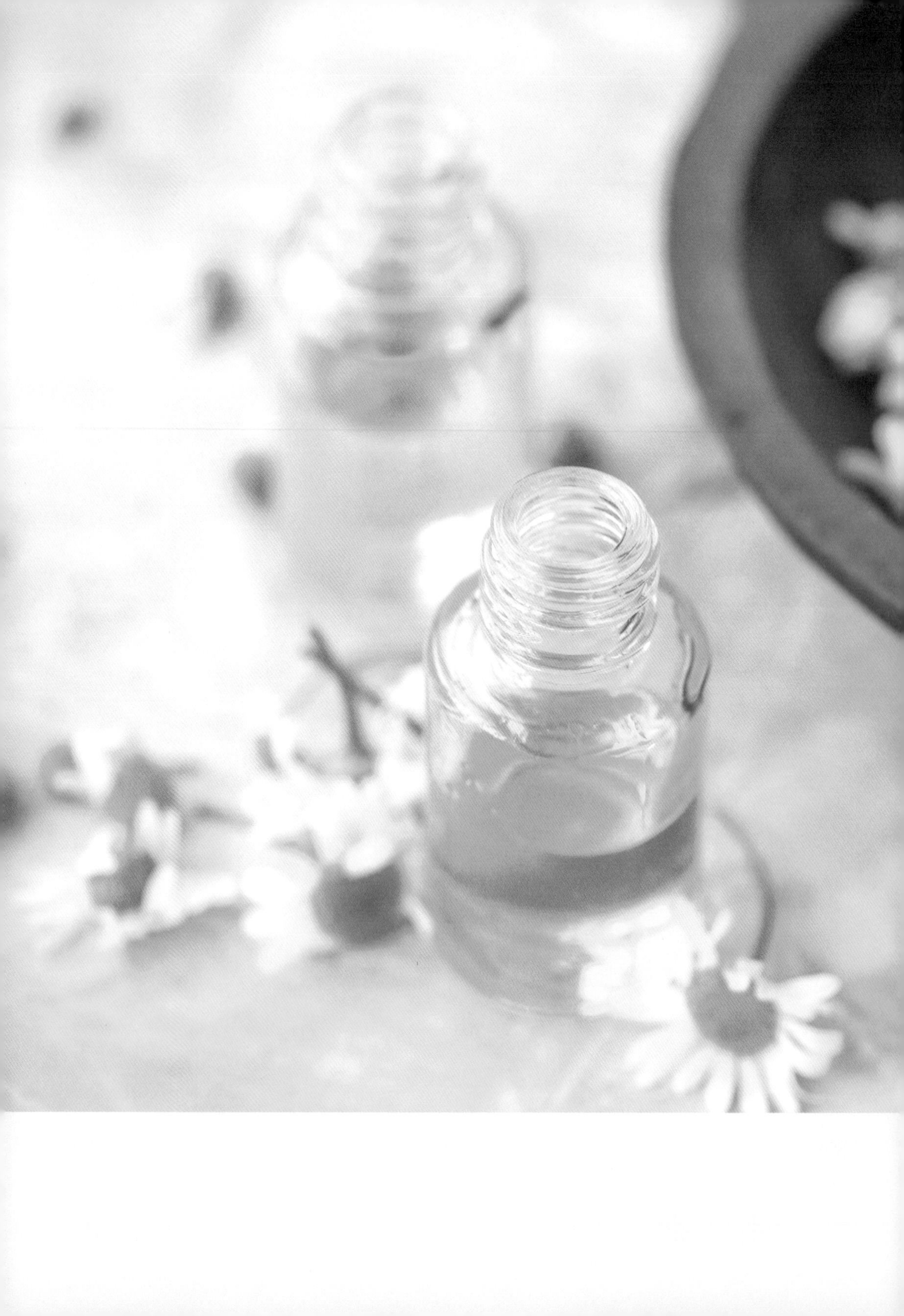

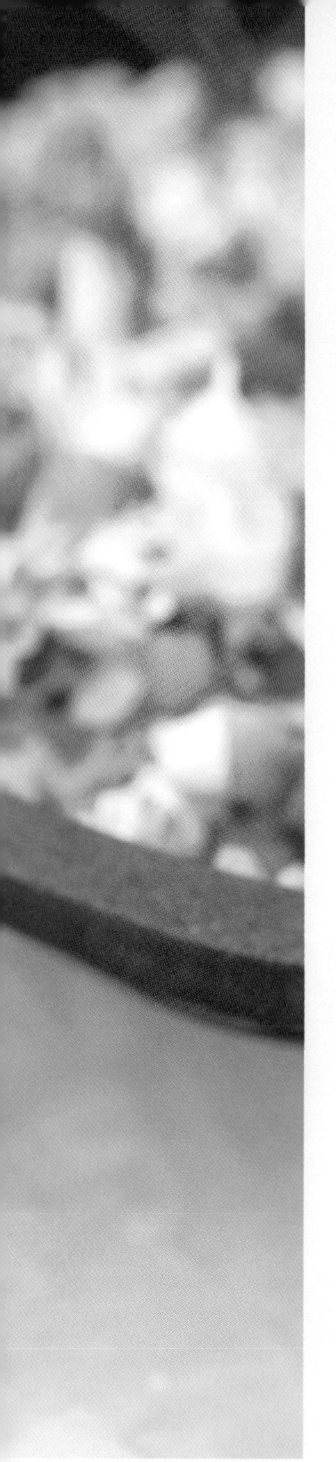

PART 2

情緒療癒精油

精油的香氛和各種精華，對於情緒療癒特別有效。我在這裡推薦 50 款單方精油，可以幫助你處理和揮別情緒。別忘了，精油對每個人的影響不同，但你絕對會在這本書的精油之中，找到你特別喜愛的幾支單方精油，進而幫助你或加速你療癒。我們開始探討每支精油的療效之前，一定會先提到安全須知。只要你依照基本安全須知去做，就會大幅降低潛在風險，同時大幅提高精油的功效。

Chapter 3
使用單方精油

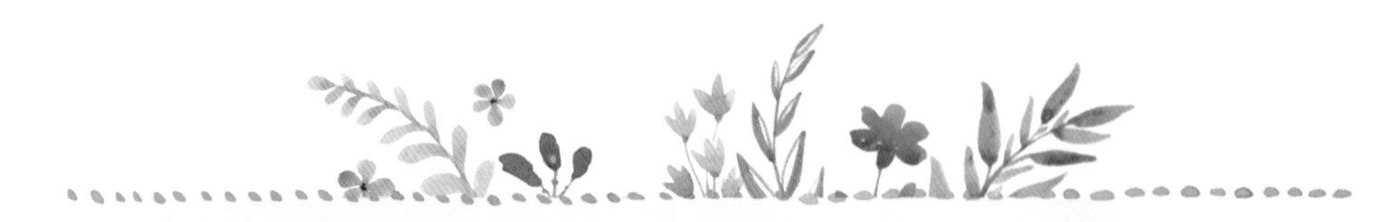

如果你剛開始使用精油，可能會不知所措。第三章介紹幾個通則和安全須知，會幫助你達到情緒療癒的目標。單方精油和複方精油分別有哪些優缺點呢？如何把精油安心塗抹在皮膚上？稀釋精油時，有哪些實用的經驗法則？你會在「稀釋比例表」找到這些問題（或者其他問題）的答案，隨時方便你參考。我們也會探討其他安全使用精油的方法，以免你受傷或受害。

單方精油跟複方精油比一比

你調製複方精油之前，最好先認識個別的精油，弄清楚療效和安全風險。

一旦調成複方精油，就很難分辨是哪一款精油造成身體反應，所以最好先弄清楚個別精油的特質，以及其對你造成的影響。有些精油塗抹在局部肌膚，可能害你起疹子。有些精油威力太強，讓你不太舒服。但是，只要稀釋得當，很少會出現這類反應。再不然，明明是鎮定效果的精油，用在你身上卻有提振效果。你也可能發現自己不愛花香類精油，反倒對木質類精油有共鳴，包括我自己。自從我初次嗅吸薰衣草精油，至今將近 20 年了，每當我立即需要情緒支持，比方我感到情境性焦慮的時候，仍會選擇單方精油。

至於更有經驗的讀者，可能翻閱過期刊或研究報告，絕對會發現這些研究主要是探討單方精油或單一成分，不太會分析複方精油。可是，等到你開始在家調製精油，你會愛上這件事，以及它帶來的強大療效。

為什麼芳療經常使用複方精油，而非單方精油呢？這是為了創造協同效果。珍妮佛・碧絲琳德（Jennifer Peace Rhind）在《成功調製芳香治療處方》一書中，把協同效果解釋成「整體的效果大於組合中各個成分效果的總和」。

不過，你有可能不小心混了太多款精油（超過 5 款單方精油，就可能太多了）。

至於要混合幾支精油，端視你期待的效果而定。如果你希望香味宜人又有療效，例如當成香水使用，以三至五支單方精油為宜。如果你最在乎療效，大可混合五支以上單方精油。事實上，沒有所謂固定的數量，但我盡量不混合太多支精油，所以我調製的複方精油都有美妙的香氣。光是一支單方精油，平均就有 75 種化學成分，我一直相信減少精油品項，協同的治療效果會更好。

最後，別忘了你調製複方精油的初衷。調配的時候，記得清理你的空間，保持一顆清淨的心，這樣你調配的精油才會充滿正能量。記得帶著愛和尊敬，對芳香煙表達敬意，對你今後會大有幫助。

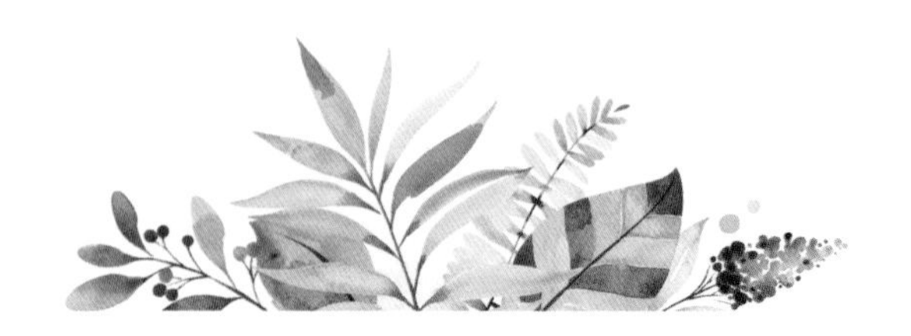

安全使用精油

說到精油，絕對是安全第一。我主張盡量採取天然療法，雖然精油隱含一些風險，但只要照著安全須知去做，風險會大幅降低。

你要格外注意光敏性或光毒性的精油，比方佛手柑精油含有光敏性，塗抹後避免曝曬，就算跟其他精油調配成複方精油，仍要小心使用。只要調配得宜，就不容易受傷，但是塗抹部分幾支精油，不小心照到陽光或紫外線（包括使用日曬機），都可能傷害肌膚，導致起水泡或曬傷等症狀。

懷孕

精油最好要小心使用。研究證實，少數精油成分會直達胎盤（如：天竺葵、香蜂草、玫瑰、依蘭、茉莉、馬鬱蘭等通經活血的精油）*。如果你是懷孕的高危險群，早孕期盡量避免使用精油，等到進入第二和第三孕期再使用，而且僅限有需要的時候才使用，例如早晨孕吐或舒壓。此外，把擴香時間縮短至兒童的建議時間，大約 10～15 分鐘。使用前，一定要稀釋。懷孕期間嚴禁口服精油。

嬰兒

一般注意事項都會提到，嬰兒出生不到 3～4 個月避免使用精油，主要擔心精油會經皮膚吸收**，老年人也是如此。這並不表示出生超過 4 個月就可以盡情使用。我個人建議 1 歲以內都要謹慎使用，一次只用一支精油***，還要依照我的建議比例稀釋，也不要讓孩子口服精油。

免疫功能低下

如果你的免疫功能低下，請酌量使用精油。如果你想以芳療作為輔助療法，我會建議先跟醫生討論過。

----

*Jackie Tillett, and Diane Ames,The Uses of Aromatherapy in Womens Health" Journal of Perinatal and Neonatal Nursing 24,no.3(2010). 238-45,doi:10.1097／jpn.0b013e3181ece75d.

**Alice Leung, Swathi Balajl, and Sundeep G.Keswani, "Biology and Function of Eatal and Pediatric Skin,Facial Plastic Surgery Clinics of North America 21, no.1(2013):1-6, doi:10.1016／j.fsc.2012.10.001.

***Christina Anthis," Sate Essential Oil Use with Babies and Children" The Hippy Homemaker,August 14,2014,https:／／www.thehippyhomemaker.com／essential-oil-safety-babies-children

未稀釋 vs.稀釋

精油塗抹在肌膚上，究竟要稀釋還是不稀釋呢？至今仍爭論不休，雙方陣營各有擁護者。芳療初學者最需要建立的基本安全觀念，便是以植物基底油稀釋所有精油，這本身有很多理據。雖然高階芳療師可能在緊急情況直接使用未稀釋的精油，但絕對不會這樣指導初學者或精油愛好者，畢竟這麼做本來就有風險。

1. 為了安全

先稀釋精油，再塗抹肌膚，主要是安全起見。凡是未經稀釋，市面上每一款單方精油都可能傷害肌膚，就連最溫和最滋潤肌膚的精油，也會有這種危險，例如薰衣草精油不太會刺激皮膚，但還是有這個可能。

皮膚刺激反應是直接碰觸精油所致，因此僅限於碰觸精油的部位，但只要妥善稀釋精油，刺激皮膚的機會就會降低，但仍有可能發生。大多數人只是輕微的刺激反應，例如皮膚發紅、發癢或灼傷，但有些人可能產生嚴重過敏反應，例如灼傷到起水泡或疼痛。

2. 致敏現象

有一種更嚴重的反應，稱為「致敏」（sensitization）。由於病因關乎全身上下，跟蜂螫或食物過敏的嚴重性差不多。一開始，致敏只有局部反應，僅限於塗抹單方或複方精油的身體部位，很快就擴及其他部位，例如皮膚發紅起水泡，爆發蕁麻疹，喉嚨腫脹，反正會開始出現嚴重過敏反應。如果有這些症狀，務必立即就醫，並且把你塗抹的精油帶去醫院。致敏的情況極為少見，但如果精油使用錯誤，就會提高致敏的風險。

當我們濫用精油，例如使用不當或過量，便會提高受傷的潛在風險，反之，當我們記得安全第一，風險就會降低，因此絕對要牢記注意事項，安全使用精油。

3. 精油易揮發

我們局部塗抹精油之前，先以植物基底油稀釋，其實還有別的原因。精油屬於揮發性的有機化合物。根據韋氏大字典的定義，**揮發性（volatile）**意指「在相對較低的溫度下，隨時都可能揮發」。由此可見，未稀釋的精油很快就會揮發掉，並無法在肌膚停留夠久的時間，難以發揮我們期待的效果。基本上，植物基底油會留住精油，放慢蒸發速度，延長吸收時間，有點類似胃食道逆流的藥丸，外面會裹一層膜衣，以免藥品瞬間溶解。

4. 植物永存

最後，稀釋精油還有一個原因，就是為了讓萃取精油的植物永續生長。一小瓶精油就要消耗大量的植物，如果未經稀釋就直接塗抹，用量當然比較大。現在全球精油使用量急遽增加，全球市場研究估計，2024 年精油市場會超過 130 億美元，這可是爆炸性的成長預測。如果希望永遠有精油可以用，我們就必須考慮生態系和這些精油的未來。既然稀釋精油可以減少用量，避免衝擊環境，我們就應該這麼做。

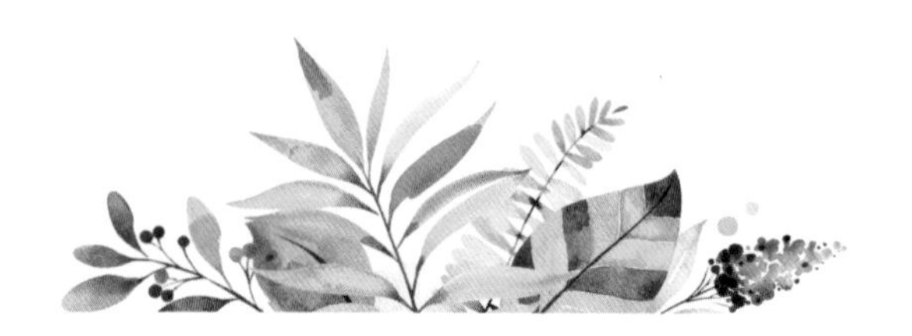

這本書的精油配方都要妥善稀釋，主要是參考下面的稀釋比例表，同時比照羅伯・滴莎蘭德（Robert Tisserand）和羅德尼・楊（Rodney Young）在《精油安全指南》一書的建議。

稀釋比例表

年齡	建議稀釋比例
2～12 歲	1% 5ml（1 滴精油以 1 小匙基底油稀釋） 10ml（2 滴精油以 2 小匙基底油稀釋）
12 歲以上	2% 5ml（2 滴精油以 1 小匙基底油稀釋） 10ml（4 滴精油以 2 小匙基底油稀釋）
暫時有嚴重的健康問題	5～10% 5ml（5～10 滴精油以 1 小匙基底油稀釋） 10ml（10～20 滴精油以 2 小匙基底油稀釋）

註：請記住，這些僅供參考，不用嚴格執行，你還是可以視情況調整。
3 個月～2 歲的嬰兒，本書以擴香配方為主。

其他方法

第一章介紹過我最喜愛的精油用法，包括擴香儀、芳療嗅吸棒、凝香飾品、芳療按摩和芳療浴。

你可能還想嘗試其他有趣的用法：

恩膏油（Anointing Oil）和個人香水

我確實喜歡噴香水，但我不愛市售的人工香氛。每次走過店鋪的香水區，總會突如其來的頭痛，不是只有我這樣，很多人會對人工香氛過敏，進而引發反胃、頭痛和呼吸道問題。

我也會用精油製作恩膏油和香水。

早在聖經時期，人類就有塗膏禮的儀式，也就是把恩膏油倒在頭頂，一是象徵慇勤款待，二是醫療行為。如今，恩膏油也會倒在頭頂，或者用來按摩身體，自我保養。阿育吠陀傳統也有這種作法，稱之為**植物精油按摩（abhyanga）**，主要是為了愛自己。

「光明幸福恩膏油」（第 119 頁）極為紮根，具有強大療癒效果，香氣持久。

調配屬於你自己的香氣也很好玩。噴香水相較於一般局部塗抹，可以讓香氣延續更久。這是因為香水調了酒精，一般局部塗抹調了基底油。香水通常會使用香精油，但也可以使用這本書列出的精油，不妨試試看「幸福個人香水」（第 140 頁），你絕對會深深愛上它。

室內芳香噴霧

在室內噴一點精油噴霧，可以淨化能量，暫時從忙碌的世界抽離出來。如果是家裡要用的室內噴霧，不用另外添加商用防腐劑，但是記得使用蒸餾水，一般自來水會容易變質。你也可以添加高濃度酒精，讓精油完全溶於水。我個人偏好香水酒精，上網就買得到，再不然就是購買 Everclear 牌子的烈酒。

我精心調配的「怪獸退散室內噴霧」（第 147 頁），便是針對睡前會害怕的孩子，保證他們一夜好眠。

沐浴蒸汽香球

沐浴蒸汽香球的作法很簡單，也容易保存。你會用到小蘇打、檸檬酸、葛粉、蒸餾水和精油。塑形可以用有趣的矽膠模型，或者不鏽鋼的泡浴球模型。

如果小孩早上起不來，一定要試試「噢美好的一天沐浴蒸汽香球」（第 117 頁），保證他們會掛著大大的微笑。

蒸汽帳

嗅吸精油的蒸汽，除了對恢復期有幫助，也可以打開呼吸道，讓你徹底甦醒。水加熱，但不要沸騰，然後離火，倒入大碗或塞好的洗手台。大人加幾滴精油，小孩加一滴就好。拿毛巾蓋住頭，閉上眼睛，臉移到碗或洗手台的正上方，嗅吸有療癒效果的精油蒸汽，維持幾分鐘的時間。

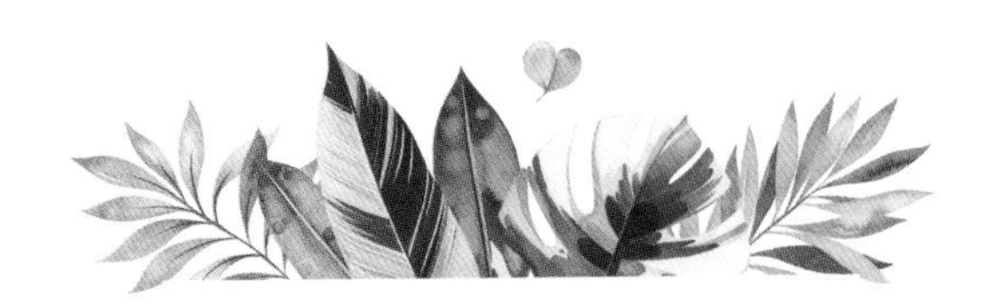

Chapter 4
50 種促進情緒健康的精油

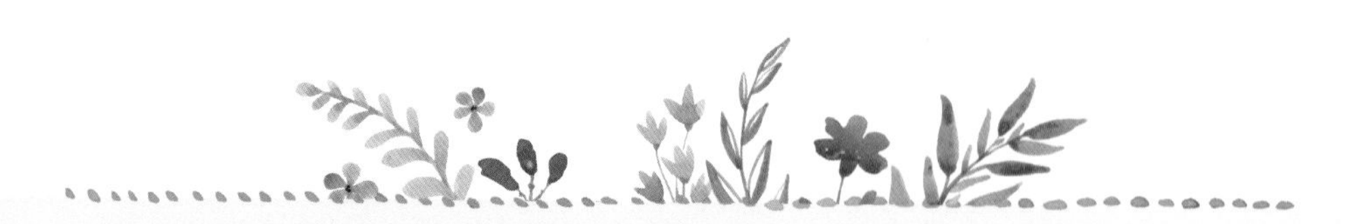

第四章會介紹 50 款精油，這些都是經過我精挑細選，保證會改善你的情緒健康。每一支精油都會列出對情緒的益處、注意事項、芳療用途、常見用途、療效，讓你明白為什麼會有效果。

01 歐白芷根 *Angelica glauca*

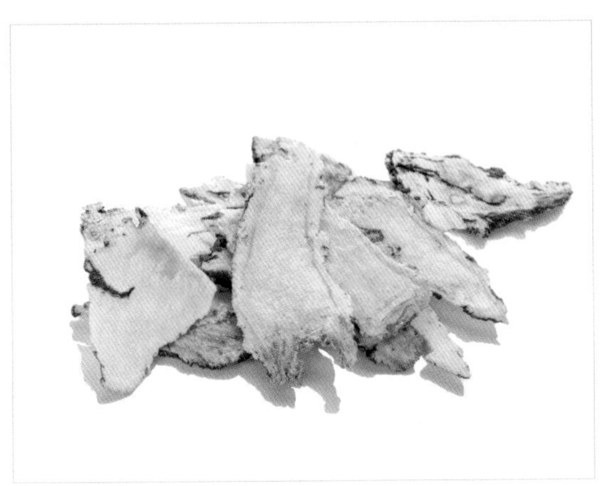

歐白芷根精油是從歐白芷的根部，以水蒸氣蒸餾法萃取出來的精油，可以提振活力，對於各種心理創傷極為有效，例如創傷後壓力症候群。這款提振人心的精油有助於釋放負面情緒，避免長期胡思亂想和擔憂。當你壓力太大，必須排解焦慮、恐懼和憂鬱時，歐白芷根精油可以派上用場。

注意事項　根據國際香精協會（IFRA）公告，歐白芷根精油具有光毒性，最大用量比例不得超過總稀釋量 0.8%。如果塗抹在皮膚，使用後 12～24 小時避免曬太陽。

使用時機　歐白芷根可以在你壓力大，或面臨情境性焦慮時，幫助緩解消化不良，一來減輕胃痛，二來提振食慾。每當壓力特別大，或者過度鑽牛角尖的時候，不妨試試看歐白芷根精油。

芳療用法　歐白芷根精油散發強烈的香氣，融合了大地和麝香的氣味，調製複方精油時，只需要極少的用量。歐白芷根精油具有嚴重的光毒性，最好是透過擴香儀或嗅吸棒使用。歐白芷根精油也是處理過去創傷的指定精油。

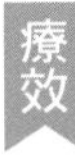

鎮痛藥、抗病菌、抗黴菌、抗發炎、消毒劑、解充血劑、去痰劑、提升免疫力、神經鎮定劑、傷口癒合

02 古巴香脂 *Copaifera officinalis*

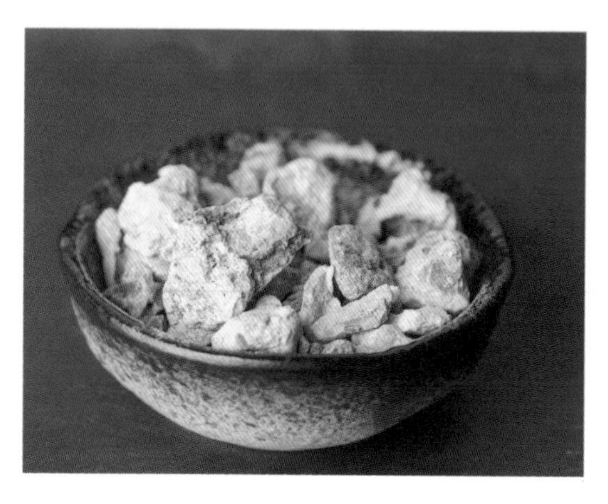

古巴香脂精油來自古巴雨林深處，散發光明的大地調香氣，取其樹脂氣味。古巴香脂精油富含β-石竹烯的成分，對於焦慮和憂鬱都極為有效。如果你難以安眠，夜晚上床之前，先以古巴香脂精油擴香，有助於安定神經系統。古巴香脂精油也可以療癒潛藏創傷。

注意事項 這款精油並沒有安全疑慮。

使用時機 β-石竹烯不只會提神，也會緩解疼痛，有時候甚至跟藥房買的止痛藥一樣有效。這種樹脂系精油對呼吸系統也很有幫助。

芳療用法 古巴香脂精油調和基底油，塗抹在身上，可以舒緩疼痛。直接嗅吸古巴香脂精油，對情緒有益處。如果你覺得心好累，每次壓力大都會全身痠痛，不妨趁泡澡的時候，滴幾滴古巴香脂精油，感覺會非常好，有空試一試「舒緩沐浴鹽」（第 150 頁）。當你需要善用直覺，絕對要使用古巴香脂精油，況且這款精油散發柔順的香甜氣息，適合調製複方精油。

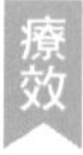

療效 鎮痛藥、抗病菌、抗黴菌、抗發炎、消毒劑、解充血劑、去痰劑、提升免疫力、神經鎮定劑、傷口癒合

03 甜羅勒 *Ocimum basilicum*

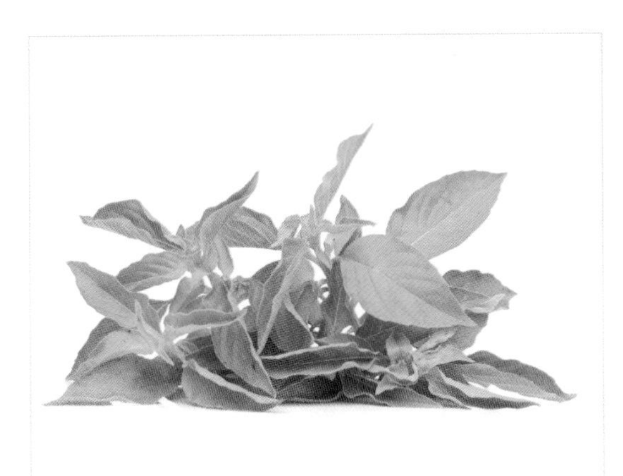

甜羅勒精油是從甜羅勒的葉子，以水蒸氣蒸餾法萃取出來的精油，散發著香甜的草本系香氣，令人提振。如果你有心理疲勞的問題，希望自己能夠撐過一天或一場會議，給人活力滿滿、有自信和動力十足的印象，絕對要試試看甜羅勒精油。

注意事項 只要妥善稀釋，甜羅勒精油並沒有什麼疑慮。

使用時機 甜羅勒精油的鎮痙效果很強，可以消除各種疼痛。如果你深受慢性疲勞或腎上腺素不足所苦，日常保健最好要納入甜羅勒精油。無論大人或小孩，都可以從甜羅勒調配的複方精油提振專注力，並且保持頭腦清晰。甜羅勒的化學成分很平衡，不會過度刺激，也有平衡和擴張的效果。

芳療用法 以甜羅勒精油提振身心，主要有幾個方法。你可以把甜羅勒精油加在芳療嗅吸棒、擴香儀、室內噴霧、蒸汽帳、沐浴蒸汽香球、清新身體磨砂膏。羅勒也會舒緩經痛或消化不適，不妨調和其他有鎮痙劑效果的精油，例如甜馬鬱蘭精油，稀釋後搓揉腹部。最後，如果你因為壓力大，經常肩膀僵硬和頭痛，甜羅勒精油對你也很有幫助。

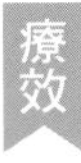

抗憂鬱、鎮痙劑、驅風劑、提神、去痰劑、提升免疫力、健胃劑

04 佛手柑 *Citrus bergamia*

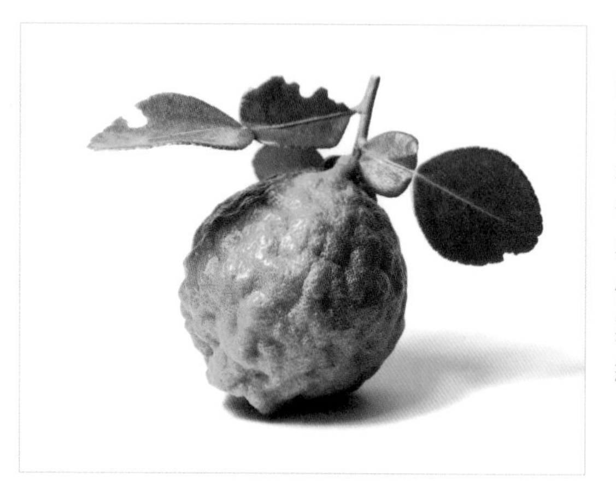

佛手柑精油是從這種柑橘類果實的外皮，以冷壓法萃取而成的精油。有人認為佛手柑是適應原（Adaptogen），會依照使用者的需要發揮功效。無比美好的佛手柑精油，一直備受推崇，可以在憂鬱的時期，讓我們打起精神，緩解情緒和心理的疲勞。

注意事項　根據國際香精協會研究，佛手柑精油有強烈的光毒性。如果是停留型產品，最大用量比例不得超過總稀釋容量 0.4%。如果塗抹在皮膚，使用後 12～24 小時避免曬太陽。

使用時機　佛手柑精油富含乙酸沈香酯，所以散發香甜的果香系氣息，可以緩解發炎和過敏，消除輕微疼痛。佛手柑精油也是驅風劑，適用於消化不良、脹氣和腹絞痛，對於情境性焦慮和憂鬱（例如：社交恐懼症）也大有幫助。

芳療用法　佛手柑精油最有效的情緒芳療用法，其實是在情緒和心理疲勞的時候嗅吸。雖然佛手柑精油有強烈的光毒性，但只要依照指示稀釋，對肌膚反而有顯著的好處。佛手柑精油也可以調配「胸部保養油」（第 199 頁）。另有幾份研究證實，富含檸烯的柑橘類精油，可能有抗癌效果。

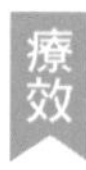

抗焦慮、抗病菌、抗憂鬱、抗感染、抗發炎、鎮痙劑、抗病毒、驅風劑、中樞神經系統滋補劑、幫助消化、鎮靜劑、健胃劑

05 檸檬薄荷 *Mentha citrata*

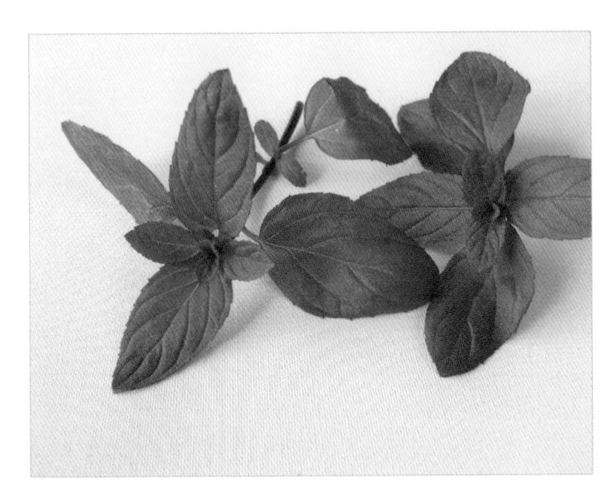

檸檬薄荷精油是檸檬薄荷的葉子，以水蒸氣蒸餾法萃取出來的精油，完美融合了薄荷和柑橘香氣，給人輕盈又清新的感覺，絕對會讓家裡每個人愛上它。檸檬薄荷精油本身就可以舒緩緊張、壓力和焦慮，在心情低落的時候格外有振作效果。如果你渴望回歸平衡和清醒，那就試試看檸檬薄荷精油吧！

注意事項 只要妥善稀釋，檸檬薄荷精油大致是安全的，而且跟佛手柑精油不一樣，並沒有光毒性的問題。

使用時機 用檸檬薄荷調製複方精油，可以舒緩肌肉痙攣和輕微疼痛。有小孩的家庭必備檸檬薄荷精油，能夠幫孩子從低潮振作起來，或者撫平孩子的怒氣。這是唯一沒有提振效果的薄荷精油，就算忙了一整天想放鬆也適合使用。檸檬薄荷精油的化學成分，相當於薰衣草和佛手柑的組合，維持巧妙的平衡，可以帶給使用者和諧和穩定的感覺。

芳療用法 檸檬薄荷精油很適合用在芳療浴，或者做成沐浴蒸汽香球，而且老少咸宜，尤其是小孩子。任何嗅吸法皆可發揮檸檬薄荷精油的功效，不管是擴香儀、嗅吸棒或蒸汽帳。把這款精油局部塗抹在身上，亦有舒緩緊張、壓力和焦慮的效果。

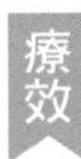

鎮痛藥、抗憂鬱、抗感染、抗發炎、消毒劑、鎮痙劑、驅風劑、中樞神經系統滋補劑、除臭劑、免疫保健

06 黑胡椒 *Piper nigrum*

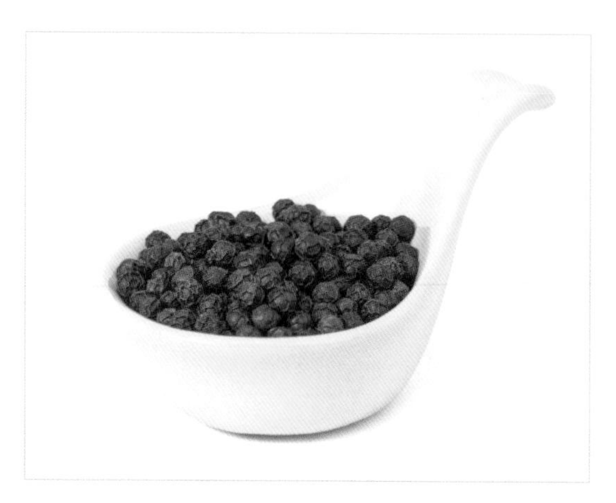

黑胡椒散發著現磨胡椒粒的濃烈香氣，對情緒有很多好處，包括集中注意力，建立跟大地之母的連結，以及讓我們獲得安慰，因而有勇氣克服恐懼並做出改變。黑胡椒也有些微的催情成分，有助於伴侶建立關係和找回親密感。

注意事項 黑胡椒精油塗抹在肌膚上，會有溫熱的感覺。如果是敏感型肌膚，有可能會過敏。我不建議用黑胡椒精油泡澡，以免敏感部位會加速吸收。

使用時機 這種溫熱型的胡椒類精油會刺激循環，舒緩緊張和肌肉關節疼痛，如果壓力會造成你全身痠痛，不妨隨時準備黑胡椒精油備用。黑胡椒精油也會維持消化系統健康，如果情境性焦慮會導致你腸胃不適，試著以黑胡椒精油塗抹腹部。

芳療用法 嗅吸黑胡椒精油，會讓人保持機敏和專注。有的人覺得黑胡椒精油的氣味太重，但只要跟其他精油調和就會很好聞。黑胡椒精油主要產自馬達加斯加，同時含有β-石竹烯和β-蒎烯，有助於舒緩疼痛和鎮定發炎。如果妥善稀釋，可塗抹在有需要的部位。部分專家會以黑胡椒精油調製複方精油，幫助人們戒煙以及撐過戒斷症狀。

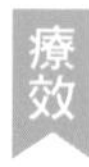

療效 抗發炎、消毒劑、抗病毒、驅風劑、消化系統滋補劑、去痰劑、解熱劑、發紅劑、興奮劑

07 黑雲杉 *Picea mariana*

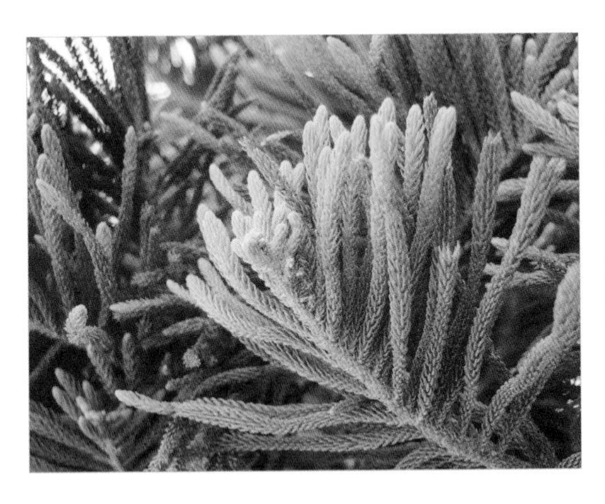

黑雲杉精油是從常綠木黑雲杉的針葉，以水蒸氣蒸餾法萃取出來的精油。黑雲杉精油香甜又清新的氣味，令人提振不已，適合情緒療癒。如果壓力會讓你內分泌失調，老是感到心理疲勞，就格外需要黑雲杉精油。寇特史納伯特博士（Kurt Schnaubelt）在《芳療保健：以精油療癒身體》一書提到：「多環萜化合物有滋補腎上腺、甲狀腺和腦下垂體的效果，可以維持荷爾蒙的平衡」。木質類精油會幫助我們連結土地、根和自己。

注意事項　黑雲杉精油大致很安全，但因為氣味濃烈，用於擴香儀或嗅吸棒，大概只需要一兩滴。

使用時機　黑雲杉精油可以改善慢性疲勞和情緒耗竭。如果你有甲狀腺低能症或慢性疲勞症狀，黑雲杉精油會很有效。黑雲杉屬於提振型和擴張型精油，但是性質溫和，不會讓人過度興奮，反而有恢復體力和堅定決心的效果。

芳療用法　用木質類精油搓揉肌肉，可以舒緩常見的疼痛。黑雲杉精油適合大多數芳療用法，包括各種嗅吸法。如果妥善稀釋，亦可局部塗抹在身上。如果你覺得心很累，不妨在泡澡水加幾滴黑雲杉精油，讓自己享受芳療浴。

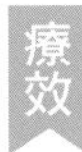

鎮痛藥、抗焦慮、抗病菌、抗黴菌、抗發炎、抗氧化、鎮痙劑、利尿劑、化痰劑、溫熱身體

08 摩洛哥藍艾菊 *Tanacetum annum*

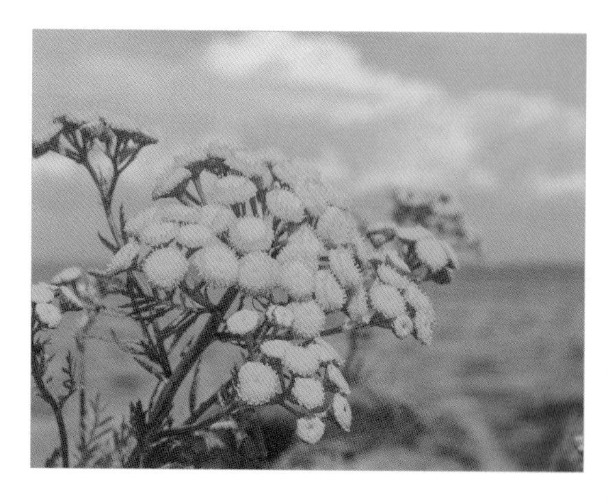

摩洛哥藍艾菊精油是從摩洛哥鄉間野花的花冠，以水蒸氣蒸餾法萃取出來的精油，散發著清新、濃郁和微草本的香氣，因此有「摩洛哥洋甘菊」的美譽。這款精油會讓我想像自己站在蘋果田中央。摩洛哥藍艾菊含有母菊天藍烴的芳香物質，所以是鮮豔的藍色。大家都知道這款精油可以舒緩憂慮，避免胡思亂想。摩洛哥藍艾菊精油會激發耐心，讓人知道何時該放慢腳步、調整頻率和聆聽內在智慧。

注意事項　這款精油並沒有安全疑慮，但是由於數量稀有，調製複方精油時，請節省使用，需要多少買多少。

使用時機　摩洛哥藍艾菊精油對於情緒低潮很有效，例如沮喪、躁動和易怒。如果你發現自己越來越不耐煩，或者比以前更憂慮或胡思亂想，不妨善用摩洛哥藍艾菊精油來平靜你的心，幫助你回歸專注。

芳療用法　摩洛哥藍艾菊精油適合在家擴香，或者做成隨身嗅吸棒。每次調製複方精油只需要幾滴用量。摩洛哥藍艾菊精油亦可添加在芳療浴，可以改善情境性焦慮。此外，混合摩洛哥藍艾菊和薰衣草精油，有助於夜晚安眠。

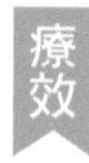

療效　鎮痛藥、抗過敏、抗焦慮、抗氣喘、抗組織胺劑、抗發炎、鎮定、神經鎮定劑、鎮靜劑、傷口癒合

09 佛陀木 *Eremophila mitchellii*

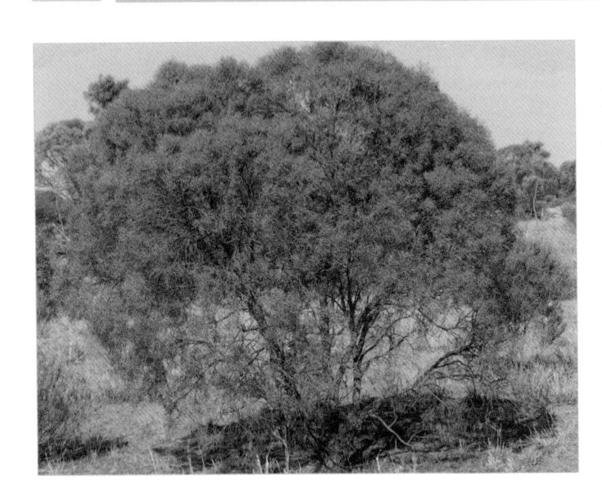

佛陀木精油是從澳洲原生灌木，以水蒸氣蒸餾法萃取出來的精油，屬於大地調、木質類和樹脂類的精油，紮根效果極佳，可以幫助內觀。這種精油格外適合不踏實和心不在焉的時刻使用。如果你希望自己從早到晚都更加正念，絕對要試試看佛陀木精油。佛陀木精油也可以代替稀有的印度檀香精油。

注意事項 這款精油並沒有安全疑慮。

使用時機 佛陀木精油絕對會帶來禪定的終極感受，也有助於緩解日常生活常見的疼痛，尤其是壓力大造成的全身痠痛，不妨在按摩油添加一點佛陀木精油，可以促進內在平靜和放鬆肌肉。

芳療用法 無論是用擴香儀擴香，或者做成嗅吸棒，佛陀木精油的香氣都可以消除煩惱。做冥想或做瑜伽的時候，一邊聞著佛陀木的木質類香氣，可以享受片刻的放鬆。佛陀木精油也適合淨化空間中的能量。佛陀木精油塗抹在肌膚的感覺很美妙，加上黏性高，可以拉長香氣停留的時間。試試看「放下憤怒嗅吸棒」（第 123 頁），一來撫慰你的心，二來安定你的身體和心靈。

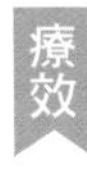

鎮痛藥、抗焦慮、抗憂鬱、抗發炎、鎮定、免疫保健、鎮靜劑

10 豆蔻 *Elettaria cardamomum*

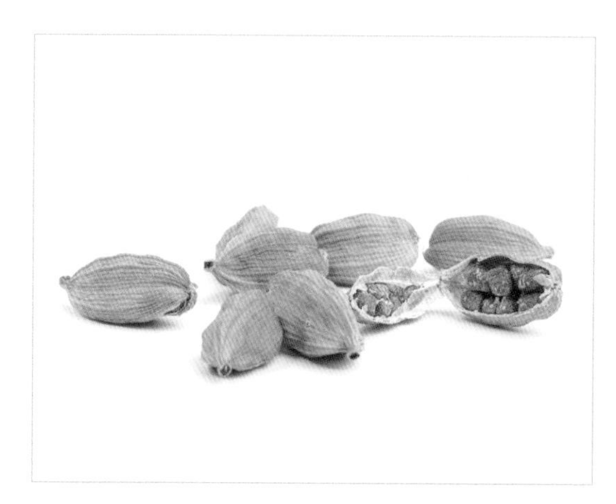

豆蔻精油是從豆蔻的種子，以水蒸氣蒸餾法萃取出來的精油，向來有「香料之后」的美譽，散發著辛香而誘人的氣息。如果在悲傷或憂鬱的時候使用，會有驚人的撫慰和滋養效果，比方冬天灰濛濛陰鬱的日子。豆蔻精油也會安撫愛焦慮的性格，讓喋喋不休的腦袋安靜下來。

注意事項 根據《精油安全指南》，凡是富含桉油醇（1,8-cineole）的精油，不得碰觸 10 歲以下孩童的臉部。

使用時機 豆蔻精油可以維持消化系統健康，如果你每次焦慮都是胃先有反應，豆蔻精油可以舒緩腸胃不適。豆蔻的性質溫熱，只要妥善稀釋，塗抹在肌膚會有溫暖的感覺，進而刺激循環和舒緩疼痛。這種溫熱型精油對呼吸系統有益，可以打開呼吸道。豆蔻精油也會讓人敞開、提神和思緒清晰。

芳療用法 豆蔻屬於溫熱型和刺激型精油，不管用嗅吸棒嗅吸，或者在腹部搓揉，都可以舒緩消化不適，例如反胃。豆蔻精油適合許多芳療法，例如芳療浴，以嗅吸棒或擴香儀嗅吸，或者妥善稀釋後塗抹在肌膚上。我分享的「找回喘息機會泡澡沐浴鹽」（第 194 頁），便是混合豆蔻和奧圖玫瑰精油，帶來終極的自我照顧體驗。

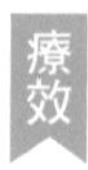

療效 止吐劑、抗感染、鎮痙劑、驅風劑、消化系統滋補劑、消化系統滋補劑、利尿劑、去痰劑、健胃劑、溫熱身體

11 大西洋雪松 *Cedrus atlantica*

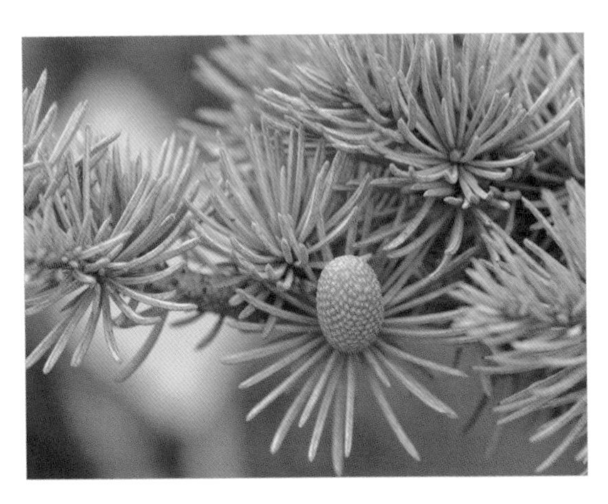

站在雪松的樹冠下，大口吸取迷人的香氣，感受雪松存在的力量，絕對是一種驚奇的感受。雪松可以長到 100 呎那麼高，存活 1,000 多年那麼久，似乎沒有其他生物可以打敗這些堅定不移的巨人。雪松精油也會把這些感受傳遞給你，讓你感受到紮根、耐力、力量和韌性。快去體驗這款神奇精油的強大力量吧！

注意事項 大西洋雪松精油沒有安全疑慮，但產量極為稀少，我建議只購買需要的用量，節省使用。

使用時機 當你感到脆弱不安，跟真實自我脫節時，就需要大西洋雪松精油。這款迷人的木質類精油，隨時會堅定你的決心，引導你找回真實的自我，不妨善用這款木質類精油，讓呼吸更加通暢，讓心胸更加寬闊。這也是任何小朋友必備的精油，從六個月大就可以開始使用。

芳療用法 大西洋雪松精油適用於所有領域和芳療法，其中以嗅吸法最為有效。我個人偏好嗅吸棒，但如果有明顯的病症，蒸汽帳的效果更佳。此外，大西洋雪松精油也是肌膚保養用品的定香劑。

療效 抗病菌、抗感染、收斂劑、驅風劑、利尿劑、去痰劑、鎮靜劑、傷口癒合

12 南非洋甘菊（岬角甘菊）*Eriocephalus punctulatus*

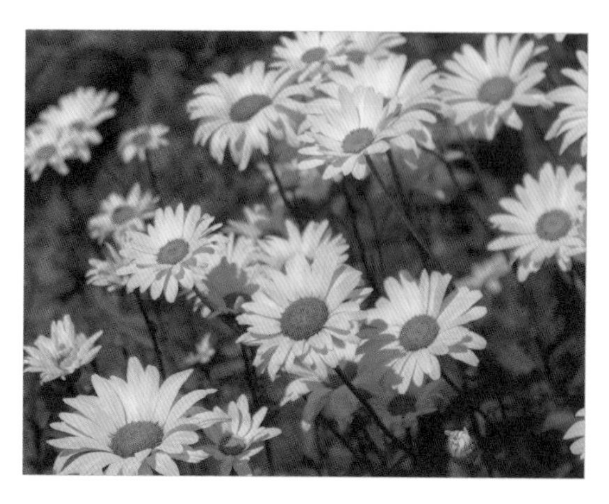

這款美妙的精油，其實是從南非洋甘菊的花蕾和花朵，以水蒸氣蒸餾法萃取出來的精油。如果我有一堆事情要做，壓得我喘不過氣來，我就會想到這個品種的洋甘菊精油。如果我擔心未來，這款精油也會讓我保持正念。南非洋甘菊精油散發宜人的果香，可以說是最令人放鬆的精油吧！

注意事項　這款精油並沒有安全疑慮。

使用時機　南非洋甘菊精油可以讓易怒、心煩或生氣的你，恢復身體和心靈的平衡。有小孩的人經常蠟燭兩頭燒，感到疲憊不堪和嚴重失衡，卻妄想所有事情一把抓。南非洋甘菊精油富含酯，這是一種芬芳的有機化合物，具有強大的療效，可以讓人沉著平靜。忙了一整天之後，以這款溫和清涼的花香類精油擴香，並且泡一杯洋甘菊茶，絕對會一夜好眠。

使用時機　南非洋甘菊精油妥善稀釋後，添加到皮膚保養品，讓你一整天保持專注。把南非洋甘菊精油加到泡澡水，在睡前享受芳療浴，可以忘卻所有煩惱。不妨在每個月的情緒低潮，試試看「清醒自若泡泡浴球」（第 111 頁），讓自己好好休息。最後，以南非洋甘菊精油擴香，或者做成嗅吸棒使用，有助於你活在當下。

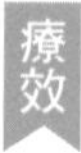

抗焦慮、抗發炎、鎮痙劑、冷卻身體、鎮靜劑、傷口癒合

13 羅馬洋甘菊 *Chamaemelum nobile*

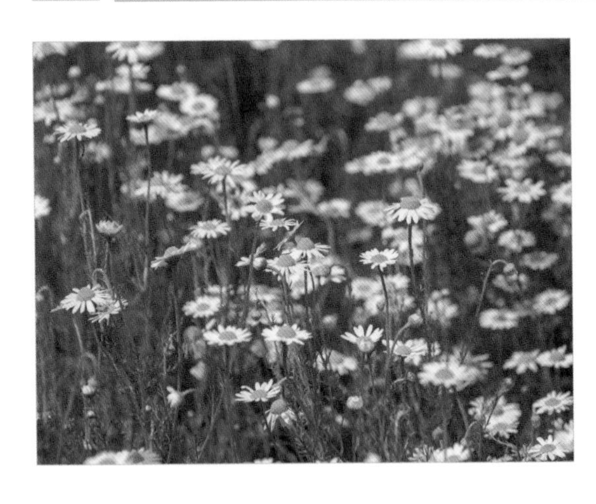

羅馬洋甘菊是我最推薦孩子使用的精油。羅馬洋甘菊精油會帶來深層的平靜，防止長期以來胡思亂想的情況。如果有神經緊張、易怒和躁動的問題，不妨試試看這款精油。彼得・荷姆斯（Peter Holmes）在《芳香：精油芳療的臨床指南》一書中，特別指定用羅馬洋甘菊精油治療焦慮症狀，例如恐慌症、恐懼症、躁鬱症和創傷後壓力症候群。

注意事項　這款精油並沒有安全疑慮。

使用時機　如果你知道接下來有令人焦慮的行程，不妨預先使用羅馬洋甘菊精油。壓力大的時候，常有腸胃不適的症狀，羅馬洋甘菊剛好有強烈的鎮痙效果，同時也是消化系統滋補劑，凡是有脹氣、腸燥、排氣和消化不良等症狀都可以使用。羅馬洋甘菊的主要成分是酯，屬於有鎮定效果的鎮靜劑，適合緩解肌肉痙攣，舒緩經前症候群症狀，舒解壓力和緊張，以免造成頭痛和肩膀緊繃。

芳療用法　「舒緩肌肉按摩油」（第 149 頁）用了羅馬洋甘菊精油，可以放鬆身體。除了按摩之外，在泡澡水滴入羅馬洋甘菊和薰衣草精油，睡前讓小孩子泡個澡，絕對會一夜放鬆好眠。最後，把羅馬洋甘菊精油做成嗅吸棒，放在袋子、公事包或背包裡，隨時可以讓自己放鬆和穩定。

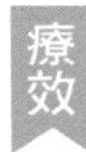

鎮痛藥、抗焦慮、抗氣喘、抗憂鬱、鎮痙劑、中樞神經系統滋補劑、消化系統滋補劑、鎮靜劑、健胃劑

14 岩玫瑰 *Cistus ladaniferus*

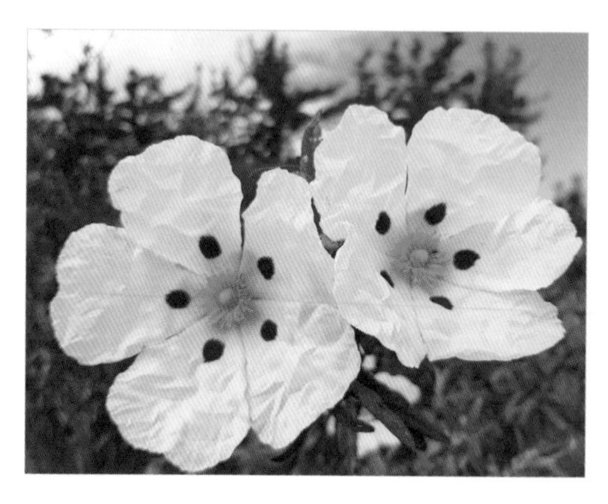

岩玫瑰有好幾個英文俗名，散發著溫熱、濃郁而辛香的氣息。這是進行瑜伽和冥想等能量工作時不可或缺的擴香精油。岩玫瑰精油也會用在創傷療癒，一來保護心靈，二來滋養並安定腎上腺。巴哈花精急救配方（Bach Remedy）主要就是靠岩玫瑰療癒創傷。

注意事項　這種精油並沒有安全疑慮。

使用時機　岩玫瑰精油可以處理心裡當下和過去的情緒創傷，我建議盡量在諮商或治療時使用。岩玫瑰有獨特的化學成分，包括各式各樣的單萜烯（monoterpene），所以才會活化中樞神經系統，也有鎮痛和抗發炎的功效。

芳療用法　把岩玫瑰混合其他滋養皮膚的精油，例如永久花、沒藥或薰衣草精油，可以舒緩肌膚和平靜心靈。岩玫瑰精油是所有能量工作的必備精油，可以敞開和軟化你的心靈。這也是驚嚇或創傷後適用的精油。

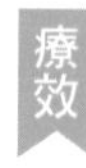

鎮痛藥、抗病菌、抗感染、抗發炎、抗菌劑、抗氧化、消毒劑、抗病毒、收斂劑、去痰劑、化痰劑、神經鎮定劑、鎮靜劑、滋補劑、傷口癒合

15 快樂鼠尾草 *Salvia sclarea*

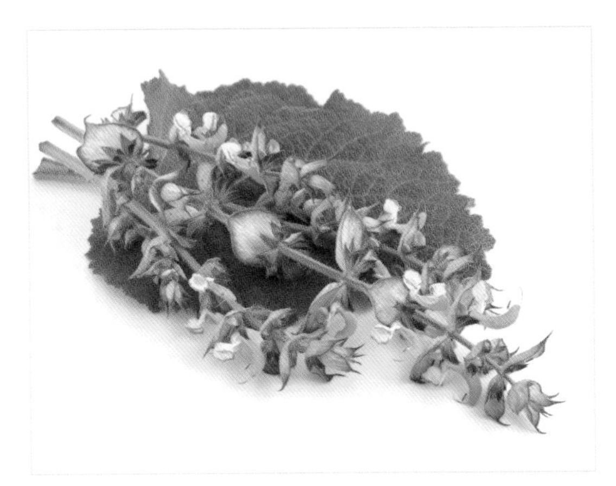

快樂鼠尾草帶有木質類、花香類、果香類的氣味，散發些微的草本香氣，主要是在法國栽培和蒸餾而成。快樂鼠尾草精油對我們的情緒有益，尤其是我們覺得失衡的時候。如果你的情緒會隨著荷爾蒙波動，例如易怒、愛哭和鬱悶，都可以用快樂鼠尾草精油來恢復平衡。

注意事項　孕婦要謹慎使用這款精油。此外，快樂鼠尾草精油會讓人極度放鬆，如果你接下來還會飲酒或開車，請小心這款精油的威力。

使用時機　快樂鼠尾草精油可以在經期舒緩情緒和身體。無論是經前症候群的症狀（例如經痛和頭痛），還是更年期症狀（例如熱潮紅和失眠），只要用一點快樂鼠尾草精油，就會獲得改善。如果你深受失眠所苦，調和快樂鼠尾草和其他鎮靜效果的精油，絕對會一夜好眠。

芳療用法　心情有點低落時，泡個快樂鼠尾草的芳療浴，光是幾滴快樂鼠尾草精油，就足以讓身體回歸身心平衡。此外，趁體內雌激素減少之前，先在身體乳液加一點快樂鼠尾草和薰衣草精油，可以舒緩症狀。

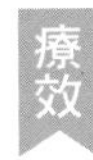

抗焦慮、抗憂鬱、抗發炎、鎮痙劑、收斂劑、驅風劑、中樞神經系統滋補劑、消化系統滋補劑、平衡荷爾蒙、神經鎮定劑、鎮靜劑、健胃劑、滋補劑、泌尿道滋補劑

16 絲柏 *Cupressus sempervirens*

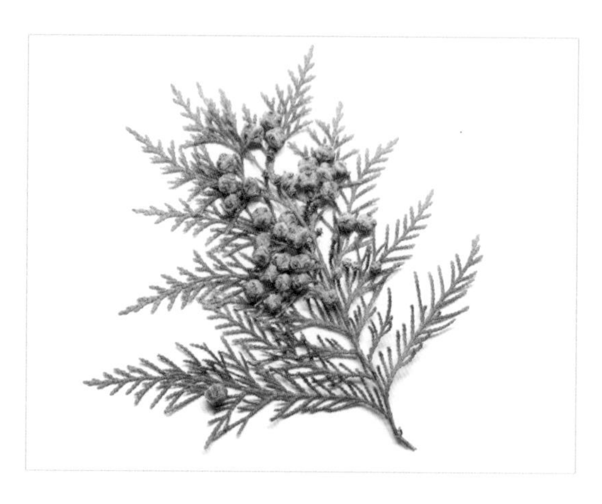

絲柏精油是從針葉樹萃取的精油，散發著清新的草本系香氣。凡是針葉樹萃取的精油，對內分泌系統都很好，可以平衡和穩定甲狀腺和腎上腺。針葉樹精油的療效，有助於堅定決心，幫助療癒。

注意事項　這款精油沒有安全疑慮。

使用時機　絲柏是所有針葉樹精油之中，對情緒療癒最有幫助的精油，尤其是緩解悲傷、悲痛和失落。絲柏精油也可以舒緩焦慮，幫助你擁抱新的人生道路，不妨在人生轉換期使用。

芳療用法　把絲柏精油塗在腎上腺上方的皮膚，讓自己順便嗅吸，對情緒健康會有雙重效果。試試看「清楚表達嗅吸棒」（第 191 頁），你會有力量去支持神經系統。你平常打掃家裡，也可以善用絲柏精油美妙的香氣，例如調和絲柏和檸檬精油，就是絕佳的家庭消毒劑，氣味也很清新。

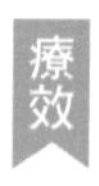

療效　抗病菌、消毒劑、鎮痙劑、收斂劑、解充血劑、利尿劑、中樞神經系統滋補劑

17 印蒿 *Artemisia pallens*

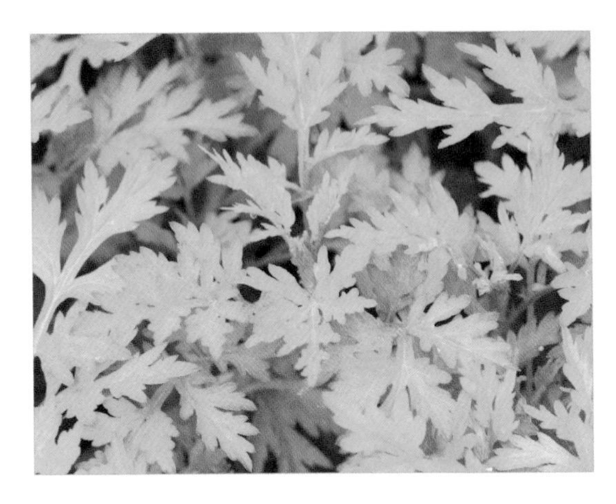

印蒿不是大家熟悉的精油，但是當你知道它的好處以及使用時機，你就會愛上它。印蒿精油裝在瓶子裡以及塗在肌膚上，聞起來的氣味不太一樣，加上每個人身上的費洛蒙不同，塗在不同人身上，可能散發不同的味道。試試看印蒿精油，可以提振心情，讓你重展笑顏。

注意事項 這款精油並沒有安全疑慮。

使用時機 印蒿精油散發著性感而濃郁的果香類香氣，所以會添加在香水裡。這款精油對女性生殖系統也很好。印蒿有點類似快樂鼠尾草，也會平衡體內荷爾蒙，控制經前症候群和更年期症狀，只差在印蒿極為提振人心，快樂鼠尾草則有鎮靜效果。

芳療用法 印蒿精油稀釋後，可當成香水擦在手腕上，或者跟其他精油混合調香。你躍躍欲試嗎？自己調配「幸福個人香水」（第 140 頁），親身嘗試一下。每個月心情波動的時候，不妨用幾滴印蒿精油擴香，或者直接加到泡澡配方，有助於提振低落的心情，培養樂觀的態度。

療效 抗焦慮、抗憂鬱、消毒劑、抗病毒、通經劑、去痰劑、傷口癒合

18 欖香脂 *Canarium Luzonicum*

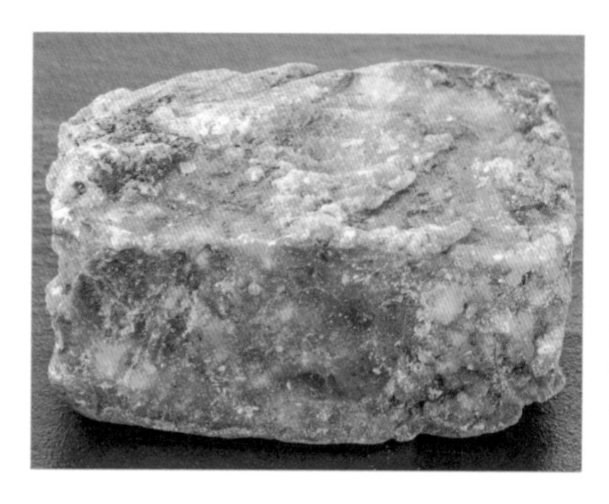

欖香脂精油屬於檸檬類、辛香類和溫熱型的精油，從菲律賓雨林的熱帶開花植物，以水蒸氣蒸餾法萃取出來的精油。這種精油會提振精神和澄清思緒。欖香脂在阿拉伯文的意思很特別，表示「在地若在天」或「我們是一體的，合十」，大致的意思是合而為一，認識自我真正的本質，對自己和別人表達尊重或尊敬。

注意事項　這款精油沒有安全疑慮。

使用時機　如果你希望肌膚明亮年輕，絕對要在保養品添加欖香脂精油。欖香脂精油會讓你全身上下恢復寧靜，但不會昏昏欲睡。欖香脂是強大的定香劑，同時也在心靈儀式發揮療效，如果你覺得能量停滯，或者突然想要離群索居，這款精油絕對是你的首選，可以帶領你走過創傷或失落。欖香脂精油還會幫助你接納自己，並且保持平靜。

芳療用法　欖香脂精油添加到化妝水和面膜中，可以鎮定並舒緩過敏肌膚。以欖香脂精油擴香，或者以嗅吸棒嗅吸，甚至享受舒服的芳療浴，會讓頭腦保持清晰，勇於迎接宇宙的奧妙，接受無法控制的事情，不妨試試看「精神飽滿嗅吸棒」（第 133 頁）。

療效　鎮痛藥、抗病菌、抗黴菌、抗發炎、抗病毒、去痰劑、鎮靜劑、滋補劑

19 芳枸葉 *Agonis fragrans*

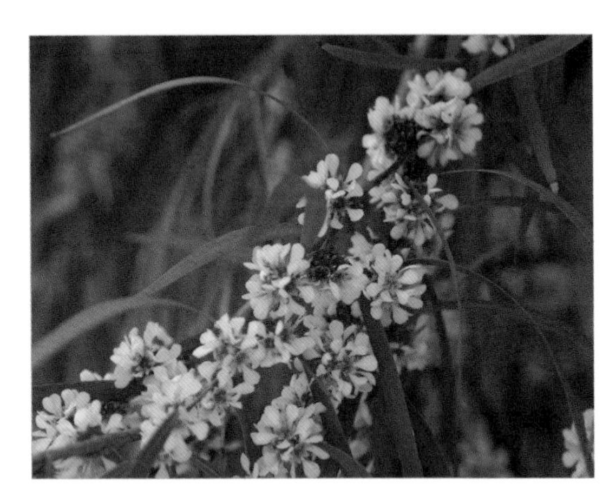

芳枸葉精油是目前全球唯一有註冊商標的精油。芳枸葉生長在澳洲灌木林，芳枸葉精油便是從這種開花灌木的枝葉，以水蒸氣蒸餾法萃取出來的精油。芳枸葉精油的化學成分極為平衡，可以為生活帶來平衡。芳枸葉精油對於現在和過去的創傷都有效，可以幫忙你改變過去的模式，揮別再也對你無益的事物。

注意事項　這款精油並沒有安全疑慮。

使用時機　芳枸葉精油在能量層面大有可為，可以讓情緒恢復平衡與和諧。這款精油大可安心用在孩童身上，不僅會提升免疫力，也會緩解感冒、咳嗽和其他流感症狀。芳枸葉精油的化學成分跟茶樹精油類似，但是香氣柔順宜人多了，會舒緩疲憊緊繃的肌肉。

芳療用法　如果家裡有小朋友，一定要準備芳枸葉精油，稀釋後加入泡澡水，讓孩子忙碌一整天之後，舒服泡個澡放鬆一下。以芳枸葉精油擴香，不僅會防止疾病傳染，還會幫助安眠。今晚擴香芳香精油時，不妨試試看一夜「一夜美夢擴香」（第 172 頁）。

療效　鎮痛藥、抗氣喘、抗黴菌、抗發炎、抗菌劑、抗病毒、解充血劑、去痰劑、提升免疫力。

20 乳香 *Boswellia sacra*

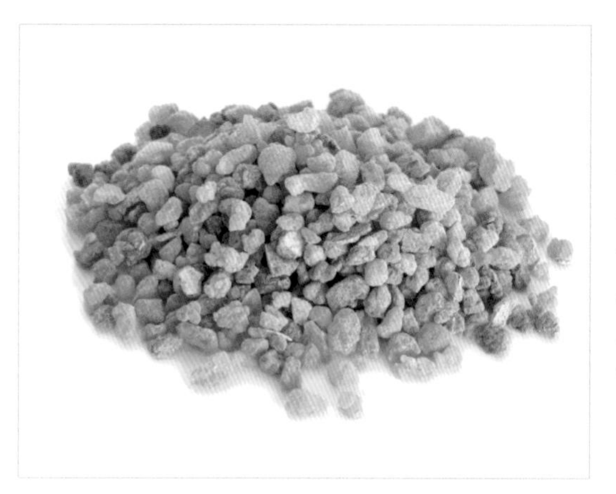

神聖乳香樹脂是從阿曼的乳香樹小心採收而來。這種精油散發著明亮、溫暖、樹脂類和大地類香氣，特別適合冥想和其他能量工作。乳香精油有保護、淨化和紮根的效果，可以淨化你空間的能量，或者幫助你進行內觀，有勇氣療癒過去的創傷。

注意事項 這精油並沒有安全疑慮。

使用時機 英國老牌芳療師雪莉・派思（Shirley Price）建議大家，用乳香精油舒緩一般壓力症狀，例如肌肉緊繃和痙攣、頭痛、疼痛和消化系統不適，也可以維持免疫系統健全。這個品種的乳香精油還會改善情境性焦慮和憂鬱。此外，乳香精油也會保護老化肌膚，不妨加幾滴到你正在使用的乳液或保濕霜。

芳療用法 只要妥善稀釋，乳香精油適合各種膚質使用。在家擴香乳香精油，可以防止病毒和病菌傳播。如果你在做恢復能量或諮商的工作，不妨嗅吸乳香精油，會讓你感覺受到保護和踏實，準備好迎接所有挑戰。下一次你做瑜伽、冥想或寫日記之前，試著調配「淨化能量室內噴霧」（第 131 頁），預先清理停滯的能量以及自我設限的模式。

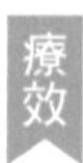

療效 鎮痛藥、抗焦慮、抗憂鬱、抗發炎、抗菌劑、鎮痙劑、免疫保健、去痰劑、鎮靜劑、滋補劑

21 白松香 *Ferula Galbaniflua*

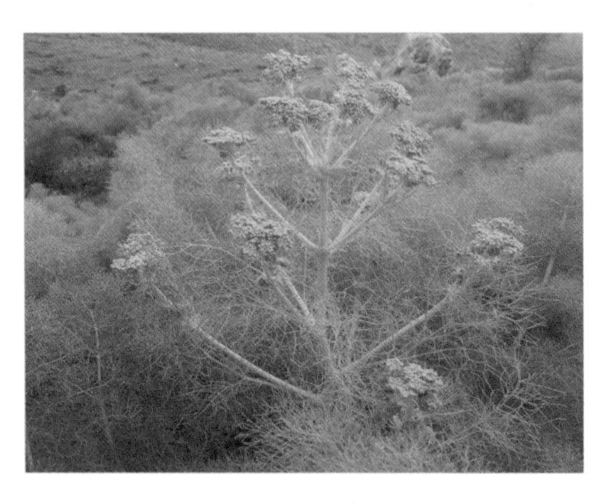

白松香精油是從開花植物白松香的樹枝，以水蒸氣蒸餾法萃取出來的精油，散發很強烈的植物類木質香氣，帶有些微的香甜氣息，有些人聞到會想起青椒。由於氣味濃郁，每次調製複方精油不要加太多，以免蓋過其他精油的氣味。珍妮佛・碧絲琳德（Jennifer Peace Rhind）在《成功調製芳香治療處方》一書中，建議白松香精油要混合黑雲杉或松木精油，可以改善腎上腺機能不全，並且維持神經系統健康。

注意事項 這種精油沒有安全疑慮。

使用時機 白松香精油對皮膚很好，尤其是調和欖香脂精油，加入肌膚保養品中，特別會活化老化肌膚。茱莉亞・勞勒斯（Julia Lawless）在《精油百科全書》一書中，提到白松香精油可以改善各種消化不適，包括焦慮所引發的不舒服。

芳療用法 白松香精油稀釋後，直接塗在腎上腺附近的皮膚，進行舒緩按摩，同時透過擴香儀或芳療嗅吸棒嗅吸，會讓神經系統恢復平衡。我個人建議情緒不安的時候，不妨以嗅吸棒嗅吸，並且搭配深呼吸。如果要緩解腸胃不適，只要在複方精油添加一滴白松香精油就夠了；如果要促進神經系統，不妨試試看「青春之泉擴香」（第146頁）。

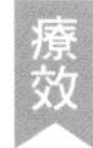

抗氣喘、抗發炎、抗菌劑、消毒劑、鎮定、驅風劑、通經劑、去痰劑、鎮靜劑、傷口癒合

22 天竺葵 *Pelargonium graveolens*

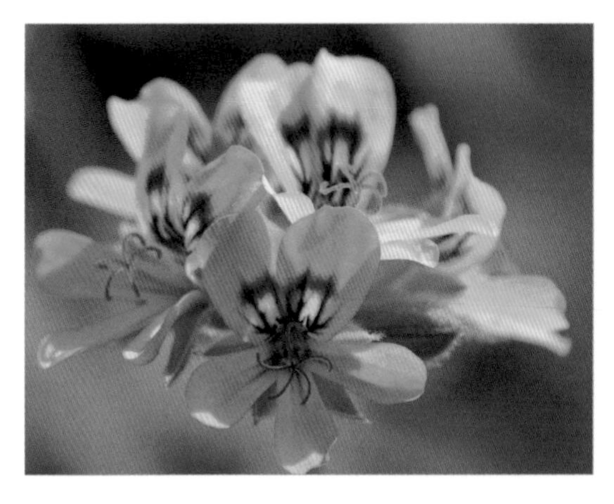

天竺葵精油散發著花香類的甜美濃烈香氣，用途極為多元，好處說不完。當你感到鬱悶，或者想打起精神，你會發現天竺葵精油有驚人的平衡、提振和活化效果。

英國芳療師蓋布利爾・莫傑（Gabriel Mojay）在《療癒心靈的芳香療法》一書中，提到天竺葵精油可以改善失衡，例如壓力、不安或恐懼，他認為「天竺葵搭配甜橙精油，可以撫慰人心，排解心中的沮喪」。

注意事項 這種精油並沒有安全疑慮。

使用時機 天竺葵精油對皮膚很好，加一點在你的美膚美髮用品，可以深層滋養你在意的部位，例如頭皮、臉、頸部和胸部。天竺葵精油用基底油稀釋後，可以舒緩輕微的疼痛。

芳療用法 天竺葵精油很適合加到你每天使用的肌膚保養品，讓肌膚更顯明亮健康。你每個月低潮的時候，不妨以嗅吸棒和擴香儀嗅吸天竺葵精油，或者連同快樂鼠尾草或印蒿精油，一起添加到芳療浴的泡澡水中。下次你心情不好的時候，試試看「恢復寧靜嗅吸棒」（第 145 頁）。

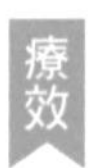
療效 抗焦慮、抗病菌、抗憂鬱、抗黴菌、抗發炎、抗菌劑、鎮痙劑、荷爾蒙平衡、鎮靜劑、滋補劑

23 葡萄柚 *Citrus Paradisi*

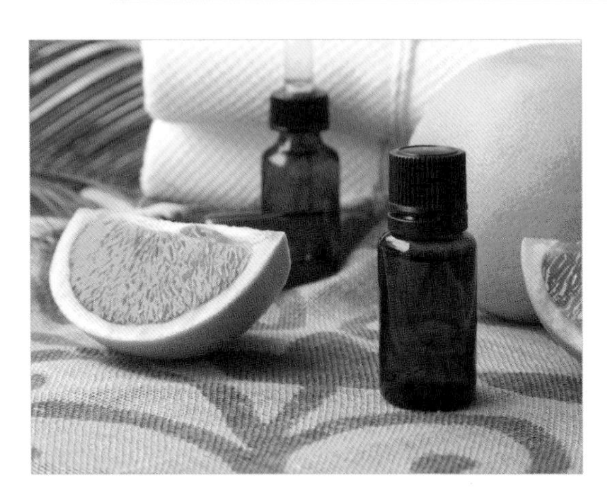

葡萄柚精油散發著光明清新的果香類氣息，就連最挑剔的鼻子也會愛上它。當你受不了枯燥的生活，不妨試試看這個珍品。當你感到無精打采、悲傷或憂鬱，或者無緣無故想發脾氣的時候，最適合使用葡萄柚精油，這會激起生命的火花，讓你再度找回快樂的自己。

注意事項 葡萄柚精油具有光毒性，因此國際香精協會建議，製作洗滌用品的時候，最大用量比例不得超過總稀釋容量 4%。如果塗抹在皮膚，使用後 12～24 小時避免曬太陽。

使用時機 葡萄柚如同其他柑橘類精油，也會提升免疫力，讓淋巴系統恢復正常流動。新瀉大學醫學院研究團隊發現，嗅吸葡萄柚精油的香氣，可以活化交感神經系統，幫助控制食慾。真是天大的好消息！

芳療用法 在室內擴香葡萄柚精油，可以抑制任何討厭的微生物。再不然，如果想讓心情好一點，試試看「興高采烈擴香」（第 130 頁），適量調和了其他柑橘類的精油。如果你想用葡萄柚精油抑制食慾，「止嘴饞芳療嗅吸棒」（第 154 頁）很值得一試。

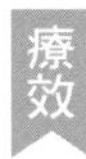

抗焦慮、抗病菌、抗憂鬱、抗發炎、抗氧化、收斂劑、提升免疫力、淋巴去充血劑、滋補劑

24 義大利永久花 *Helichrysum italicum*

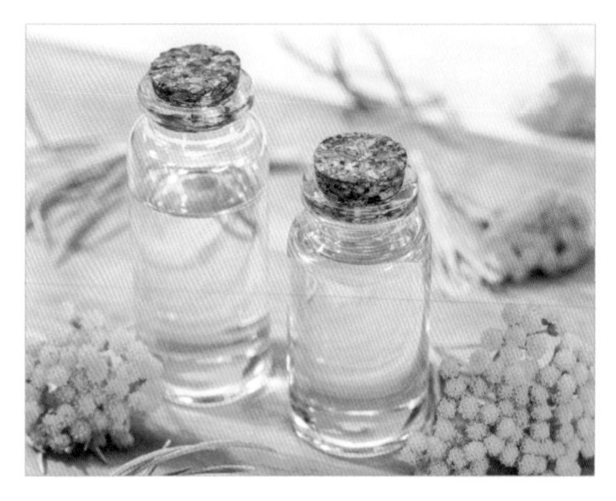

義大利永久花是每個家庭必備的精油，可以作為輔助療法。每當我經歷悲痛、失落和腎上腺疲勞，向來都是靠永久花精油維持健康，一來會緩解情境性焦慮、憂鬱、嗜睡和神經系統疲勞，二來會促進身心平衡。

派翠西亞・戴維斯（Patricia Davis）在《精微芳療》提到，「永久花精油會在冥想或引導意象治療時，激發我們的慈悲心和活化腦部的本能區位。」

注意事項　這款精油並沒有安全疑慮。

使用時機　當你進行任何能量工作，不妨在眉心塗抹稀釋過的永久花精油。此外，義大利品種的永久花精油，對於皮膚系統特別好。如果你曾經經歷創傷，格外需要寬恕自己和別人時，絕對要試試看永久花精油。

芳療用法　如果你正面臨情境性焦慮或憂鬱症，把稀釋過的永久花精油塗到肌膚上，或者透過擴香儀或嗅吸棒嗅吸，都會有撫慰效果。如果你把永久花精油加到你最愛的泡澡配方，可以舒緩神經系統疲勞並且提振心情。再來，千萬不要錯過「正向思考嗅吸棒」（第183頁），可以幫助療癒。

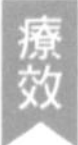

療效　鎮痛藥、抗憂鬱、抗發炎、消毒劑、鎮痙劑、滋補劑、傷口癒合

25 大麻 *Cannabis Sativa*

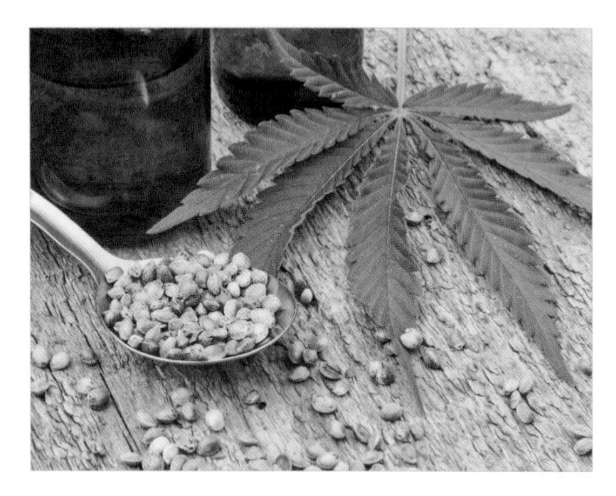

大麻精油跟大麻是不一樣的，水蒸氣蒸餾法只會留下萜的成分，排除掉大麻素或四氫大麻酚（THC）。大麻精油的香氣極為草本類和大地類，忠實呈現大麻的本質。

根據《大麻療法手冊》（Handbook of Cannabis Therapeutics: From Bench to Bedside），大麻化合物的鎮定和鎮靜效果，並不需要用全身吸收精油，光是從肺部嗅吸就會見效。大麻精油會軟化我們的身心，對於舒緩情境性壓力和焦慮極為有用。

注意事項 這款精油並沒有安全疑慮。（編註：台灣礙於法規，無法販賣大麻精油）

使用時機 大麻精油的成分有鎮痛和抗發炎的療效，塗抹在身上會舒緩疼痛和皮膚症狀，例如接觸性皮膚炎、濕疹和乾癬。

芳療用法 市面上很多保養品都有添加大麻精油，因為對皮膚很好。如果你皮膚有任何不適，不妨調和大麻和永久花精油，以基底油加以稀釋，塗抹後會有改善。如果你壓力大就會全身痠痛，試試看「舒緩肌肉按摩油」（第 149 頁），可以鎮定和舒緩任何不舒服的部位。你也可以運用各種嗅吸法，包括嗅吸棒或擴香儀。

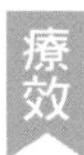

鎮痛藥、抗病菌、抗黴菌、抗發炎、消毒劑、解充血劑、去痰劑、提升免疫力、神經系統滋補劑、傷口癒合

26 茉莉原精 *Jasminum grandiflorum*

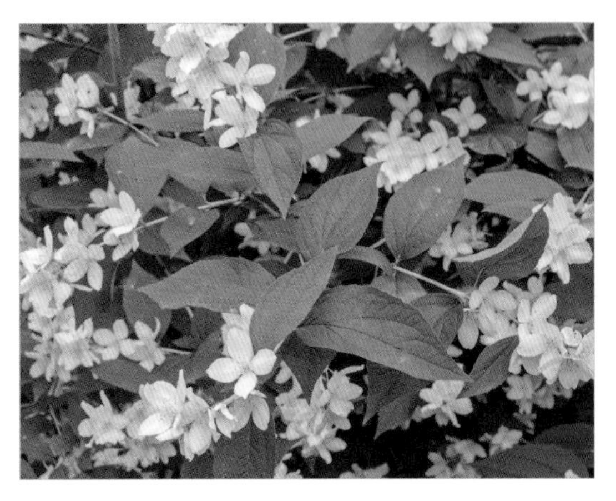

茉莉原精在芳療的世界屬於後調的氣味，令人陶醉，充滿異國情調，散發甜美濃郁的花香類香氣。有些人認為茉莉的香氣太重，但我跟你保證，只要經過巧妙的調配，香氣絕對會很美妙。茉莉原精以調製香水為主，無論是擦香水或聞香水的人，都會感受到催情效果，別怪我沒有提醒你喔。

茉莉是眾所皆知的抗憂鬱劑和鎮靜劑。在你人生中鬱悶的階段，感到悲傷、悲痛或憤怒的片刻，或者覺得自己不夠堅強的時候，都適合使用茉莉原精，可以帶給你慰藉、希望和幫助，絕對會讓你的心軟化下來。

注意事項 根據國際香精協會研究，最大用量比例不得超過總稀釋容量 0.7%，以免刺激皮膚。

使用時機 茱莉亞．勞勒斯（Julia Lawless）在《原精百科全書》一書中提到，茉莉原精對生殖系統很好，可以滋養泌尿系統，改善經期和性慾的問題。茉莉原精也會鎮靜神經系統，幫助鎮定副交感神經，尤其是壓力大引發腎上腺素飆升的時候。

芳療用法 茉莉原精跟柑橘類精油很配，一起加入擴香儀或嗅吸棒嗅吸會有提神效果。茉莉原精如同岩蘭草或澳洲檀香精油，可以當成定香劑使用，跟著柑橘類精油一起調製泡澡配方。我個人最愛用甜橙和紅橘精油來調和茉莉原精，「寵愛自己平靜沐浴蒸汽香球」（第 195 頁）很值得一試。

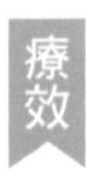

療效 抗焦慮、抗憂鬱、鎮痙劑、催情、鎮定、鎮靜劑、強化能量

27 芳樟 *Cinnamomum camphora var. linalool*

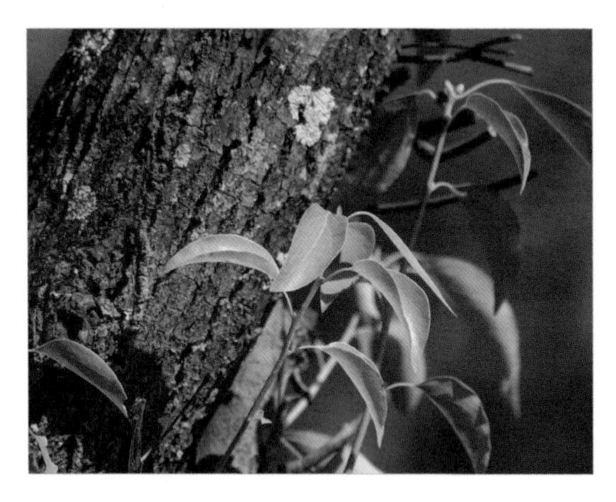

亞洲芳樟的各個部位都可以提煉精油。芳樟有別於芳樟葉、桉油樟或其他樟科品種，其芳樟醇含量在所有蒸汽蒸餾精油之中排名第一。

芳樟醇的鎮靜效果眾所皆知，我倒覺得芳樟精油可以帶來平靜和寧靜。如果你發現自己疲勞過度，不妨以芳樟精油舒緩壓力和焦慮，因為這是強效的神經系統滋補劑。你下次上瑜伽課、做冥想或任何能量工作，芳樟也是首選精油。

注意事項 這款精油並沒有安全疑慮。

使用時機 芳樟精油可以搭配其他鎮靜效果的精油，幫助舒緩憤怒或恐慌，也可以在孩童睡前使用。當你嗅吸芳樟精油，思緒會逐漸放慢，呼吸趨於穩定，心跳很快就平靜下來。

芳療用法 無論是局部塗抹、嗅吸或泡澡，芳樟精油清新的木質類香氣絕對會讓人平靜，不妨試試看「舒適安逸擴香」（第 174 頁）。

療效 鎮痛藥、抗憂鬱、抗病菌、抗黴菌、抗發炎、鎮痙劑、鎮定、鎮靜劑

28 月桂 *Laurus nobilis*

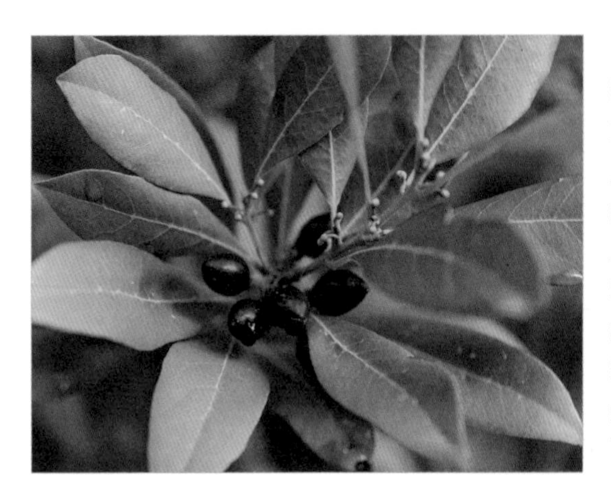

月桂精油是從這種灌木的葉子，以水蒸氣蒸餾法萃取出來的精油，主要生長在玻利維亞和土耳其。月桂精油的香氣類似丁香精油，但較為溫和柔順，融合了清新、濃烈、辛香和甜美的調性。月桂精油在情緒療癒佔有一席之地。這是一款香氣宜人的精油，屬於溫熱型和提振類，可以幫助陷於負面情緒和自尊心低落的人。

注意事項　羅伯・滴莎蘭德（Robert Tisserand）和羅德尼・楊（Rodney Young）建議，最大用量比例不得超過總稀釋容量 0.5%。

使用時機　月桂精油具有各種免疫力保健功效。如果受到病毒感染，尤其是感冒和流感，都可以用月桂精油幫助復原。把月桂精油添加到複方精油，可以維護呼吸道系統健康。此外，茱莉亞勞勒斯（Julia Lawless）認為月桂精油會增進食慾。

芳療用法　如果不小心生病了，用月桂精油擴香，或用在蒸汽帳或熱水澡，都可以加速復原並防止病菌傳播。再不然，每當心情低落和自信不足，或者需要月桂的正面能量時，也可以嗅吸月桂調配的複方精油。這種偏向辛香類的精油，適合添加在提升專注力的配方，用在生活一團糟的時刻。當你有需要瞬間提神，不妨試試看「青春之泉擴香」（第 146 頁）。

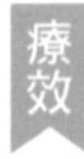
療效　鎮痛藥、抗病菌、抗發炎、抗菌劑、抗氧化、鎮痙劑、抗病毒、驅風劑、消化系統滋補劑、免疫保健、滋補劑

29 醒目薰衣草 *lavandula × intermedia 'Grosso'*

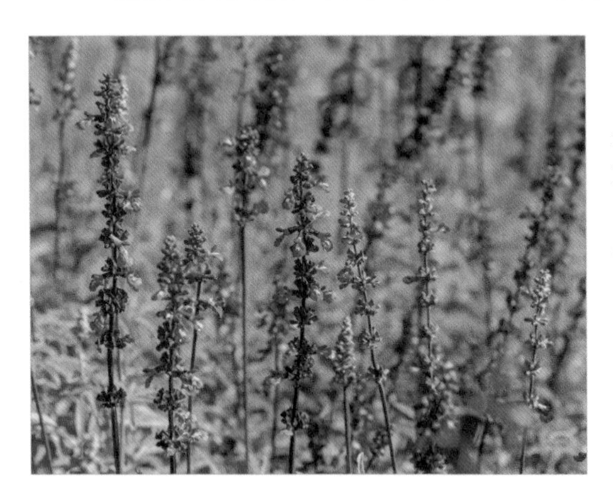

醒目薰衣草主要生長在法國，香氣類似真正薰衣草，只是有更強烈的樟木調性，經常添加在肥皂和其他提振類保養品，完全不會有其他薰衣草品種的極度鎮靜效果，所以不會昏昏欲睡。醒目薰衣草可以抗憂鬱和抗焦慮，為我們帶來其他精油少有的安心感和心理力量。

注意事項 如果妥善稀釋，這款精油並沒有安全疑慮。

使用時機 醒目薰衣草會滋養神經系統，還滿像維他命 B 群的，可以舒緩焦慮。如果你會緊張，或者有其他更嚴重的神經病症，不妨試著嗅吸醒目薰衣草精油，或者局部塗抹在身上，絕對會提供你支持。這款精油也有鎮痛效果，幫助舒緩疼痛和發炎症狀，對於壓力和精神緊張所導致的頭痛也有效。

芳療用法 醒目薰衣草精油稀釋後，塗在肌膚上，不太有安全疑慮，如果你想在家裡自己做肥皂或乳液，不妨以醒目薰衣草取代真正薰衣草精油。醒目薰衣草也超適合加入止痛配方或化妝水。此外，在泡澡水添加醒目薰衣草精油，可以舒緩神經和憂慮。嗅吸醒目薰衣草精油，也是極為有效的用法，如果你覺得自己精疲力竭，試著用你最愛的擴香儀，擴香「穩定情緒擴香」（第142頁）。

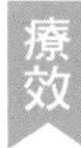

鎮痛藥、抗焦慮、抗病菌、抗憂鬱、抗黴菌、抗發炎、抗菌劑、抗氧化、抗病毒、鎮定、提升免疫力、鎮靜劑

30 真正薰衣草 *Lavandula angustifolia*

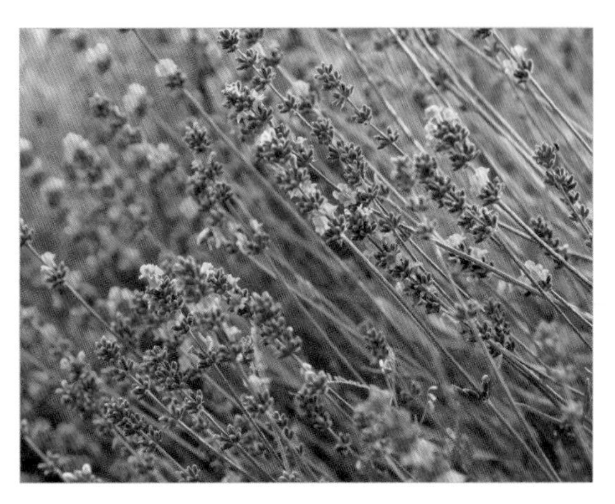

真正薰衣草生長在世界各地的花園裡，散發著令人陶醉的甜美香氣，還有各式各樣的用途。真正薰衣草精油的香氣和多用途，讓它成為目前最受歡迎的精油之一。真正薰衣草精油具有鎮靜效果，適合壓力大和情境性焦慮時使用。真正薰衣草大致是平衡型和舒緩型的精油，給人一種安心感、確定感和滿足感。

注意事項　這種精油並沒有安全疑慮。請務必跟可信的商家購買，不妨參考本書的參考資料（第 213 頁），否則真正薰衣草精油供不應求，不肖廠商經常販售摻假的產品。

使用時機　薰衣草精油對皮膚很好，有滋養、淨化和療癒的效果。如果你深受疼痛所苦，絕對要在止痛配方添加真正薰衣草精油，局部塗抹在身上。真正薰衣草是最常見的舒壓專用精油。

芳療用法　真正薰衣草精油超適合獨立使用，精油瓶在鼻子下方搖一搖，或者滴一滴在你小孩最愛的毛毯或泰迪熊，就會立刻見效。此外，真正薰衣草精油也可以局部塗抹在皮膚或泡澡。如果滴在抽屜和櫃子裡，衣服會常保清香。當你發現最近比較緊繃，不妨試試看「舒壓嗅吸棒」（第 143 頁）。

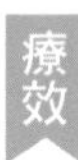
療效　鎮痛藥、抗焦慮、抗病菌、抗憂鬱、抗黴菌、抗發炎、抗菌劑、鎮痙劑、抗病毒、鎮定、提升免疫力、鎮靜劑、傷口癒合

31 檸檬 *Citrus limon*

檸檬精油的特色是甜美、清新和活力十足。如果你選用這款精油，有助於打起精神，緩解悲傷或焦慮，或者改善情境性憂鬱。試試看檸檬精油，絕對會讓你充飽電、恢復元氣和帶入正向思考。

注意事項 根據國際香精協會，冷壓檸檬精油具有光毒性，若是停留型產品，最大用量比例不得超過總稀釋容量 2%。如果你塗在身上的檸檬精油，稀釋濃度超過建議比例 2%，使用後 12～24 小時避免曬太陽。有些人建議消化不適時，把檸檬精油滴在水裡喝，這麼做其實並不安全，千萬不要嘗試。

使用時機 檸檬精油對於季節性抑鬱症很有效，可以舒緩其所引發的憂慮和恐懼。如果你想提升家人的免疫力、提振心情和淨化空間，檸檬精油也很適合。

芳療用法 最推薦嗅吸法，包括用擴香儀和嗅吸棒嗅吸，或者直接嗅聞精油瓶。檸檬精油也是絕佳的居家硬面清潔劑。如果你打算把檸檬精油塗在身上，盡量選購水蒸汽蒸餾法所提煉的產品，就可以避開光毒性的成分。

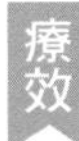

抗焦慮、抗病菌、抗憂鬱、抗黴菌、抗氧化、消毒劑、鎮痙劑、抗病毒、收斂劑、驅風劑、提升免疫力、淋巴去充血劑、滋補劑

32 萊姆 *Citrus aurantifolia*

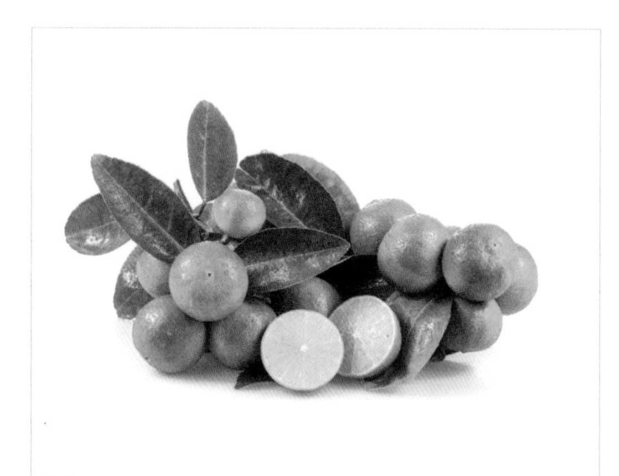

就情緒療癒而言，萊姆精油散發著明亮、有活力和提振的氣息。把萊姆精油添加在你喜愛的擴香儀，可以讓孩子專心做功課，或者在清晨提神醒腦。每當面臨壓力，或者有情境性焦慮和憂鬱的情況，也可以使用萊姆精油。此外，在灰暗的冬季嗅吸萊姆精油，也確實可以提振精神。

注意事項　根據國際香精協會研究，冷壓萊姆精油具有光毒性，如果是停留性的肌膚用品，最大用量比例不得超過總稀釋容量 0.7%。一旦超過 0.7%，使用後 12～24 小時避免曬太陽。

使用時機　萊姆精油如同其他柑橘類精油，也有恢復生氣的效果。有人發現萊姆精油對輕微消化不良和腸胃不適也很有效。在家擴香萊姆精油，亦可避免病菌傳播。

芳療用法　水蒸汽蒸餾的萊姆精油不具光毒性，添加在潤膚油、潤膚乳或磨砂膏，塗在肌膚上的感覺好極了！把萊姆精油加入嗅吸棒嗅吸，可以提升專注力和注意力，或者舒緩病毒感染的鼻塞症狀。如果你的小孩經常寫不完功課，不妨試試看「寫功課時間擴香」（第 163 頁）。

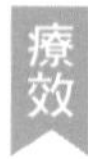

療效　抗焦慮、抗病菌、抗憂鬱、抗氧化、抗病毒、收斂劑、消化系統滋補劑、提升免疫力、淋巴去充血劑、滋補劑

33 紅橘 *Citrus reticulata var. mandarin*

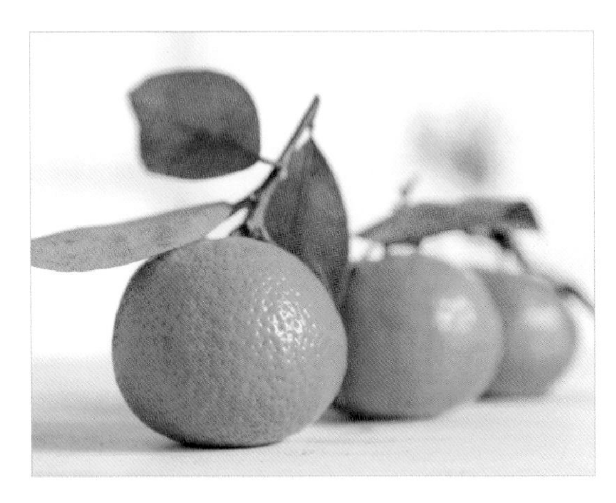

在所有橘類精油中，紅橘的香氣是最香甜的。如果你的孩子對氣味特別挑剔，紅橘精油可能會成為他心目中的首選。紅橘散發著清新的果香，對於情緒健康有幫助。這款精油會清除堵塞的停滯能量，如果你覺得自己在原地踏步，遲遲無法向前走，不妨試試看紅橘精油。如果你始終無法善待自己，對自己慈悲，嗅吸紅橘精油也會溫柔帶領你回歸自己的中心。

注意事項　紅橘有別於許多柑橘類精油，並沒有光毒性的成分。

使用時機　每當有情境性焦慮和憂鬱的症狀，試著用紅橘精油來滋養中樞神經系統，讓全身上下恢復平靜和滿足，也會鼓勵你對自己慈悲。紅橘精油對身體很好，這是我最喜歡給小朋友使用的精油。紅橘精油也會在情緒不安時，舒緩腸胃不適，並且提振食慾。

芳療用法　如果家裡有人生病了，以紅橘精油擴香，可以擊退病菌，讓鼻子呼吸通暢。找不到自我的中心嗎？試試看「找回寧靜擴香」（第 121 頁）。

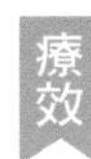

療效　鎮痛藥、抗焦慮、抗病菌、抗憂鬱、抗發炎、抗氧化、鎮痙劑、抗病毒、驅風劑、中樞神經系統滋補劑、消化系統滋補劑、去痰劑、提升免疫力、鎮靜劑

34 甜馬鬱蘭 *Origanum majorana*

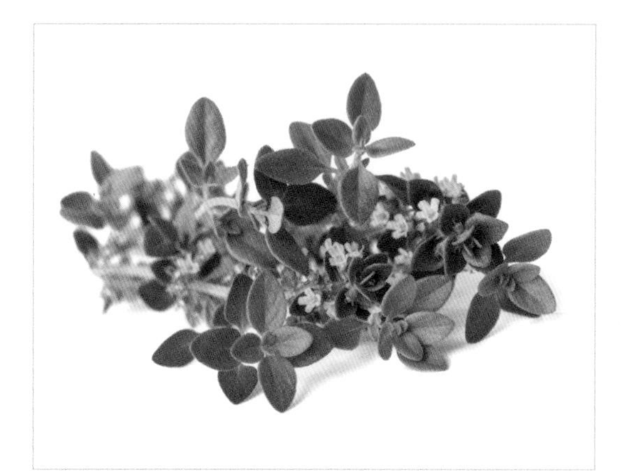

甜馬鬱蘭精油是從這種香草的花朵和葉子，以水蒸氣蒸餾法萃取出來的精油。蓋布利爾・莫傑（Gabriel Mojay）在《療癒心靈的芳香療法》一書中提到：「甜馬鬱蘭精油可以避免胡思亂想，舒緩情緒性嘴饞，提升內在自我滋養的能力」。我會推薦在悲痛和失落的極度傷痛時期，用甜馬鬱蘭精油來支持自己。

注意事項　這款精油並沒有安全疑慮。

使用時機　甜馬鬱蘭有強大的鎮痙效果，可以舒緩惱人的肌肉痙攣、經痛和生長痛。這種溫熱型精油可以活化痠痛疲憊的肌肉。如果你是容易焦慮的人，遇到事情總會胡思亂想，不妨試著嗅吸甜馬鬱蘭精油，可以堅強你的決心，平撫你的不安。甜馬鬱蘭精油很適合調配複方精油，可以在小孩忙碌一整天之後，好好安撫他們浮動的心。

芳療用法　在你最愛的止痛配方添加甜馬鬱蘭精油，可以拉長止痛效果。添加在擴香儀、嗅吸棒、蒸汽帳、按摩油或泡澡水，讓自己盡情享受甜馬鬱蘭精油甜美的樟木氣息。如果你長期全身痠痛，試試看「遠離壓力性疼痛身體油」（第 151 頁），可以舒緩你的痛苦，塗完身體油之後，再用暖暖包熱敷加強效果。

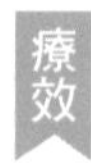

抗病菌、抗黴菌、抗發炎、抗菌劑、抗氧化、鎮痙劑、抗病毒、鎮定、降血壓、提升免疫力

35 沒藥 *Commiphora myrrha*

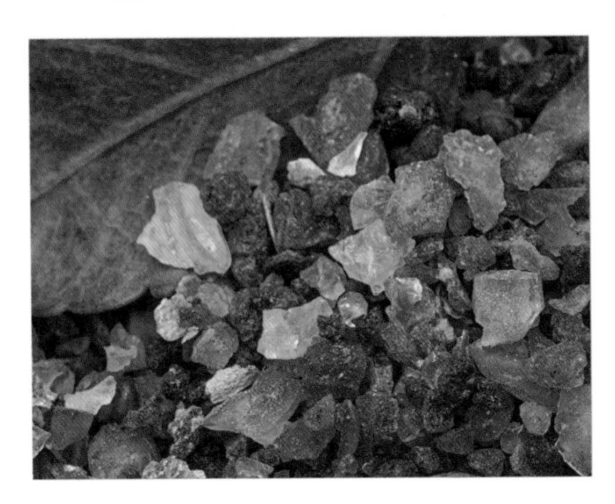

沒藥精油散發著甜美的香脂調和辛香類氣息。如果你容易胡思亂想，或者你是 A 型人，不妨試試看沒藥精油，讓自己保持平靜、專注和集中。沒藥精油潛藏驚人的動能，適合用在靈性修行，例如調和脈輪、靈氣和其他能量工作。如果你有麻木或卡住的感覺，想讓自己看清楚整體情勢，那就隨身準備沒藥精油吧！

注意事項　根據羅伯・滴莎蘭德（Robert Tisserand）和羅德尼・楊（Rodney Young）宣稱，沒藥精油在高濃度下可能有毒，因為內含β-欖香烯和呋喃二烯，懷孕期和哺乳期皆不宜使用。

使用時機　沒藥精油是中樞神經系統滋補劑，如果你感到極度疲憊，或者深受內分泌失調所苦，絕對要每天固定使用沒藥精油。雖然沒藥並非避免胡思亂想和鑽牛角尖的首選精油，但只要調和岩蘭草或苦橙葉精油就極為有效。

芳療用法　沒藥精油添加在每日使用的肌膚保養品，例如夜用臉部精華液，很適合平衡並滋養你的肌膚。沒藥精油稀釋後，塗在任何問題部位，可以刺激細胞再生和療癒。如果你壓力大急需放鬆，不妨以擴香儀或嗅吸棒嗅吸沒藥精油。

鎮痛藥、抗病菌、抗黴菌、抗發炎、抗菌劑、收斂劑、鎮定、去痰劑、化痰劑、傷口癒合

36 橙花 *Citrus aurantium var. amara*

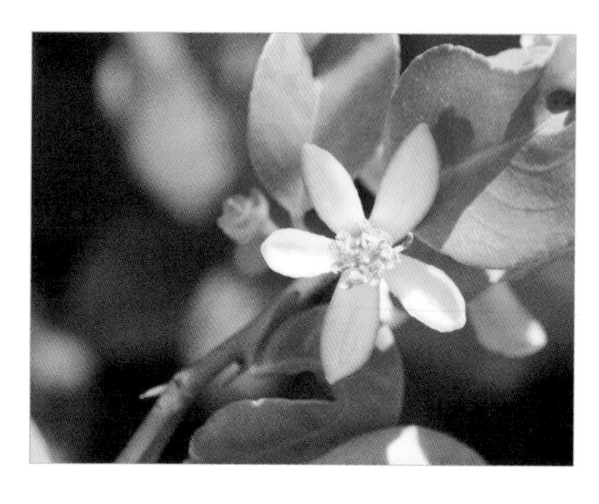

橙花精油富有異國情調，散發著甜橙和花香類的氣息，留給人性感和歡愉的印象。橙花是芳療界的祕密武器，堪稱極品舒壓精油。橙花精油對頂輪很好，頂輪象徵著更高層次知識和宇宙能量。如果你一直耍孤僻，拒人於千里之外，不太確定自我認同和定位，不妨試著向橙花精油求助，可以幫助你覺察和發現個人的使命。

注意事項 這款精油並沒有安全疑慮。橙花精油所費不貲，一堆橙花只能提煉出一點橙花精油，所以容易買到摻假的產品，務必找熟識的商家購買。

使用時機 橙花精油屬於提振類精油，可以維持情緒健康，對身體也很好，經常添加在各種香水和護膚產品。這款令人幸福的精油會舒緩肌膚發炎，緩解發紅和刺激反應，減輕灼燒和輕傷。

芳療用法 我建議在護膚配方添加少量橙花精油，塗在皮膚上的效果，絕對令你滿意。如果是以擴香儀或嗅吸棒嗅吸，只需要一點用量，效果就會很顯著。試試看「頂輪：高我滾珠瓶」（第 211 頁），你會感受到橙花精油的充沛能量，進而舒緩你的心靈，停止腦內的喋喋不休。

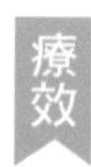

療效 鎮痛藥、抗焦慮、抗病菌、抗憂鬱、抗發炎、抗氧化、鎮痙劑、催情、免疫保健、神經鎮定劑、鎮靜劑、滋補劑

37 甜橙 *Citrus sinensis*

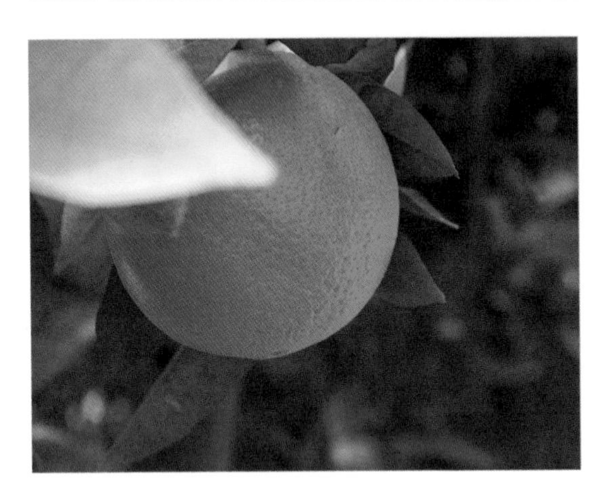

甜橙精油是從這種珍貴水果的外皮，以冷壓法提煉而成的精油，其誘人香氣是許多精油專家和愛好者的最愛。一些研究證實甜橙有抗焦慮的功效，2018 年有一份研究證實，接受牙科手術之前嗅吸甜橙精油，可以大幅舒緩焦慮。人人都愛甜橙精油，這跟所有精油幾乎都很速配。

注意事項 甜橙精油有別於許多柑橘類精油，並沒有光毒性的成分。

使用時機 甜橙精油是強效的抗焦慮劑和抗憂鬱劑。嗅吸甜橙精油，可以提振心情和放鬆，也有平衡和和諧的性質。如果你壓力大到腸胃不舒服，甜橙精油會幫助你舒緩緊張。

芳療用法 無論是以擴香儀或嗅吸棒嗅吸，或是塗在皮膚上，甜橙精油絕對是首選，立即見效。在濕毛巾添加幾滴甜橙精油，跟其他衣物一起烘乾，整批衣物都會煥然一新。以甜橙精油調製的室內噴霧，會讓室內蓬蓽生輝，徹底改變能量，試試看「淨化能量室內噴霧」（第 131 頁），自己做安全有效的精油噴霧。

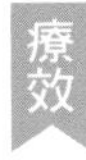

抗焦慮、抗病菌、抗憂鬱、消毒劑、鎮痙劑、抗病毒、驅風劑、消化系統滋補劑、消毒劑、健胃劑、滋補劑

38 秘魯聖木 *Bursera graveolens*

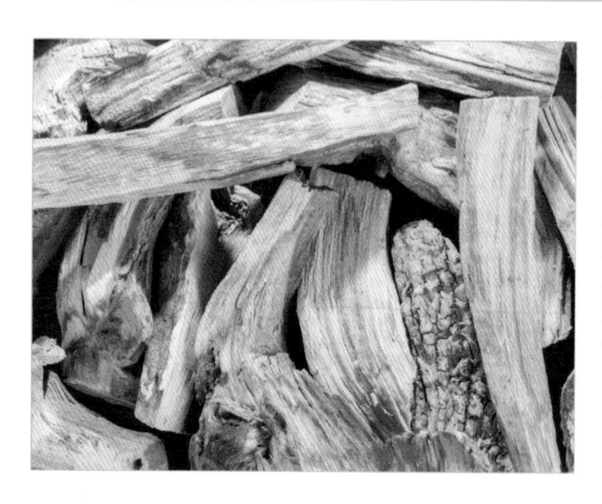

秘魯聖木屬於煙燻香調和辛香類，向來是靈性傳統慣用的精油，可以清理能量和驅魔。燃燒聖木已經有數百年的歷史，比蒸餾精油更為久遠。秘魯聖木精油有清理能量和保護的效果，適合用在冥想，以及提升專注力和注意力。

注意事項 根據羅伯・滴莎蘭德（Robert Tisserand）和羅德尼・楊（Rodney Young）建議，秘魯聖木精油的最大用量比例，不得超過總稀釋容量 3.4%。

使用時機 只要妥善稀釋，秘魯聖木精油局部塗抹在身上，可以舒緩疼痛，尤其是頭痛和壓力造成的偏頭痛，這是因為秘魯聖木精油屬於鎮痛劑和抗發炎劑。此外，秘魯聖木精油也有助於維持呼吸系統健康，讓呼吸道暢通，強化呼吸功能。忙碌一整天之後，使用秘魯聖木精油，也可以淨化能量。

芳療用法 如果想提升專注力和注意力，讓頭腦保持清晰，並且維持呼吸系統健康，秘魯聖木精油絕對是必備精油，可以用擴香儀或嗅吸棒嗅吸。把秘魯聖木精油局部塗抹在身上，可以舒緩疼痛，尤其是頭痛。秘魯聖木精油加入個人香水或恩膏油，能量十分強大。

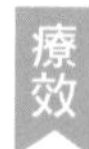

療效 鎮痛藥、抗焦慮、抗氣喘、抗病菌、抗憂鬱、抗發炎，抗氧化、鎮痙劑、中樞神經系統滋補劑、解充血劑、去痰劑、提升免疫力、滋補劑

39 廣藿香 *Pogostemon cablin*

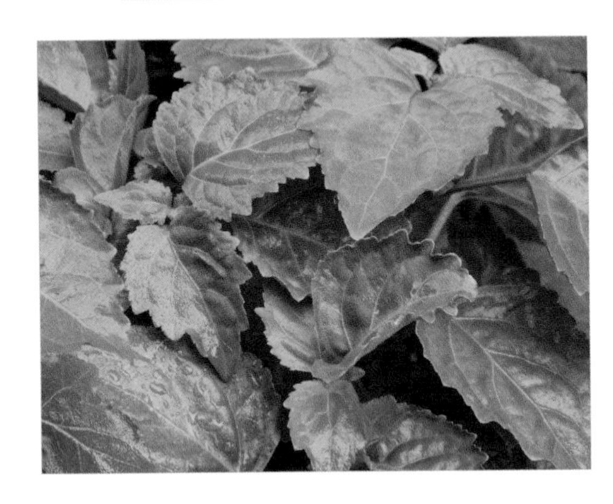

廣藿香精油香甜、大地調、胡椒類的氣息，不禁令人回到 1960 年代，自由的愛在心中油然而生。嬉皮熱愛廣藿香精油，這款精油以強烈的費洛蒙和抗壓效果著稱。

注意事項 這款精油並沒有安全疑慮。

使用時機 廣藿香精油可以營造美好的氛圍，刺激幸福的滿足感，但不會昏昏欲睡。廣藿香精油也會增強免疫力。如果你希望感到由衷的滿足和幸福，絕對要嗅吸廣藿香精油。

芳療用法 如果你想調配個人香水，廣藿香精油是絕佳的後調香氣。這款精油極為濃郁黏稠，塗在皮膚上，香氣比其他精油停留得更久，一邊嗅吸會有雙重效果。如果滴在擴香儀使用完畢，記得清理乾淨，以免廣藿香精油殘留。試試看「擁抱女性魅力沐浴鹽」（第 176 頁），體驗獨特的自我照顧感受。

療效 抗焦慮、抗病菌、抗憂鬱、抗發炎、鎮痛藥、除臭劑、鎮靜劑、滋補劑、傷口癒合

40 苦橙葉 *Citrus aurantium var. amara or bigaradia*

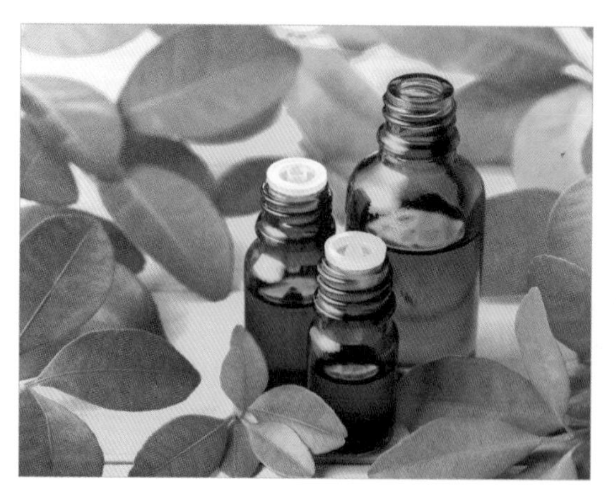

苦橙葉精油散發清淡的花香，底蘊甜美。苦橙葉是從橙樹的枝葉，以水蒸氣蒸餾法萃取出來的精油，橙花是從橙樹的花提煉而成，所以兩者香氣類似，但苦橙葉精油的價格比較親民。每次我大兒子不睡覺，我第一個想到的都是苦橙葉精油，可以避免他胡思亂想和沮喪。

老牌芳療師派翠西亞・戴維斯（Patricia Davis）提到，橙花精油「會激發內在的靈力或靈性，但苦橙葉精油偏向意識和心智層面，所以嗅吸苦橙葉精油會讓頭腦清楚一點。」

注意事項 這款精油並沒有安全疑慮。

使用時機 苦橙葉精油的用途多元，例如舒緩疼痛和不舒服，緩和腸胃不適，防止病菌傳播。苦橙葉精油也會消除室內的臭氣，也可以滋補中樞神經系統。

芳療用法 以苦橙葉精油調配室內噴霧，可以消除空氣的病菌，消毒硬質表面，恢復居家平靜，幫助夜晚安眠。一定要試試看「不要胡思亂想嗅吸棒」（第 115 頁），超適合大人和小孩使用。把幾滴苦橙葉精油調和甜橙精油，混合少量的廣藿香精油，體驗一下前所未有的泡澡感受。

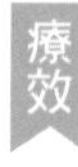

療效 鎮痛藥、抗焦慮、抗病菌、抗黴菌、抗發炎、抗菌劑、抗氧化、鎮痙劑、抗病毒、提升免疫力、神經鎮定劑、滋補劑

41 粉紅胡椒 *Schinus molle*

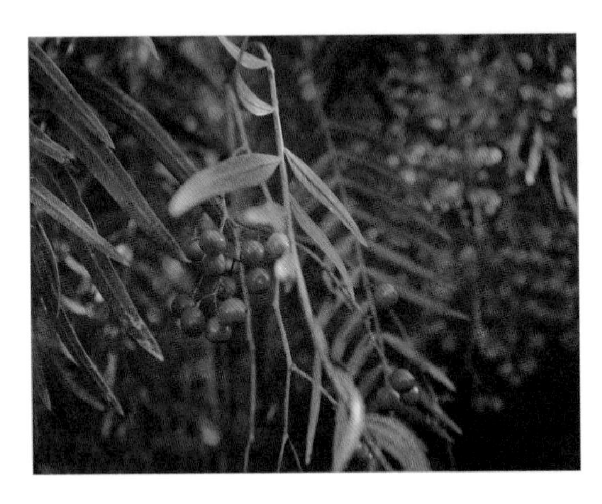

粉紅胡椒精油清新而甜美，屬於胡椒類和辛香類的香氣，聞起來跟黑胡椒不太一樣，有時候被稱為「偽胡椒」。這款精油的名氣並沒有像其他精油大，卻有助於舒緩心靈和鎮定思緒，同時強化警覺性，也有擴張效果。我個人會調和粉紅胡椒、佛手柑和檸檬精油，對於情境性焦慮和憂鬱有絕佳的療效。

注意事項 這款精油並沒有禁忌，但因為是溫熱型精油，不建議泡澡使用。

使用時機 病人休養之後，不妨以粉紅胡椒精油恢復食慾，緩解反胃症狀，以及舒緩胃部壓力和不適。這款精油屬於發紅劑，塗抹在皮膚會有溫熱感，可以抑制常見的疼痛。粉紅胡椒精油的化學成分對身體有益，可以舒緩並放鬆神經系統，適合壓力大和情境性焦慮使用。

芳療用法 無論是塗抹在皮膚上，或是透過擴香儀或嗅吸棒嗅吸，粉紅胡椒精油都可以鎮定神經，為你加油打氣。這款精油老少咸宜，不妨在充滿挑戰的陰鬱日子，試試看「太陽總會升起擴香」（第 125 頁）。

療效 抗發炎、消毒劑、抗病毒、驅風劑、助消化、去痰劑、發紅劑、興奮劑

42 髯花杜鵑 *Rhododendron anthopogon*

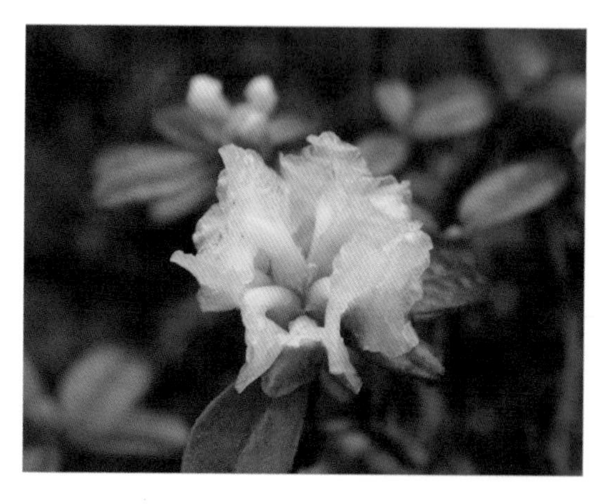

這款特殊的杜鵑品種，有別於美國常見的杜鵑。Stillpoint Aromatics 芳療師維吉尼亞・穆薩基奧（Virginia Musacchio）表示，「髯花杜鵑是很強大的精油，適合處理第四脈輪的能量問題，對應著心臟和肺臟。髯花杜鵑的葉子專門在呼吸、換氣和吸收生命能量，無非在提醒我們深呼吸和精彩的活著。髯花杜鵑精油正是從葉子蒸餾而成，可以為我們阻絕負面能量，支持我們去拓展自我。」

髯花杜鵑精油會鼓勵我們像花朵一樣盛開，幫助我們鼓起勇氣，達成目標，並且表達渴望。如果你正要開啟人生新的篇章，不妨試著嗅吸髯花杜鵑精油。

注意事項　這款精油並沒有禁忌。

使用時機　過去鼠類研究顯示，髯花杜鵑精油具有適應原的特質，在某些逆境狀態下，可以鍛鍊老鼠的韌性。髯花杜鵑還會滋養內分泌系統健康，保持我們面對逆境的韌性。

芳療用法　髯花杜鵑精油可以用擴香儀或嗅吸棒嗅吸，把髯花杜鵑精油加入保養皮膚的複方精油，對所有類型的肌膚都有滋潤和平衡效果。如果你想要找回自己的創意空間，那就試試看「光明幸福恩膏油」（第 119 頁）。

療效　鎮痛藥、抗焦慮、抗病菌、抗憂鬱、抗黴菌、抗發炎、抗氧化、鎮痙劑、解充血劑、提升免疫力

43 奧圖玫瑰 *Rosa × damascena*

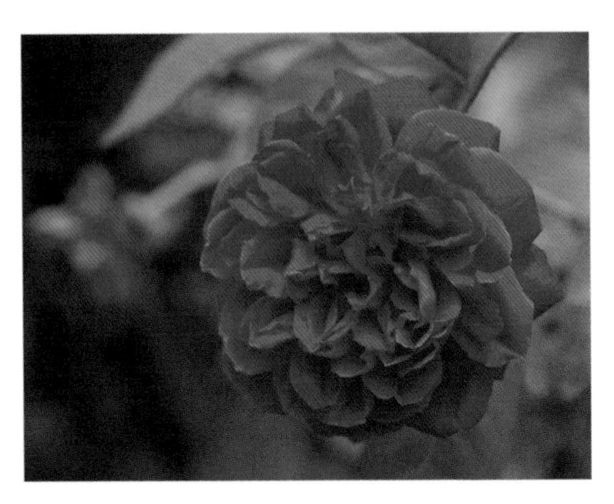

奧圖玫瑰精油散發著玫瑰優雅濃郁的甜美芬芳。如果要推薦精油給失落和極度哀慟的人，奧圖玫瑰精油是我心中唯一的首選。奧圖玫瑰象徵著愛、純潔和熱情。奧圖玫瑰的花瓣細緻排列，整朵花充滿深度和層次，剛好對應我們每個人複雜而獨特的心。這款優雅的玫瑰會幫助我們療癒情緒創傷。

注意事項　羅伯・滴莎蘭德（Robert Tisserand）和羅德尼・楊（Rodney Young）建議，最大用量比例不得超過總稀釋容量 0.6%。

使用時機　奧圖玫瑰精油會讓整個人洋溢著幸福。一般人受傷了，通常會封閉自己的心來保護自我，這時候使用奧圖玫瑰精油，可以幫助我們找回自尊，鼓勵我們去寬恕自己和別人。

芳療用法　奧圖玫瑰精油可以局部塗抹在皮膚，但是要注意稀釋濃度，以免刺激皮膚。這款美妙的花香精油也適合嗅吸，例如使用擴香儀、嗅吸棒或蒸汽帳。如果你正在經歷哀痛和失落，不妨在浴缸滴幾滴豆蔻和玫瑰精油，或者試試看「軟化你的心身體油」（第 124 頁）。

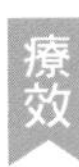

抗焦慮、抗病菌、抗憂鬱、抗發炎、抗菌劑、抗氧化、鎮痙劑、催情藥、收斂劑、荷爾蒙平衡、神經鎮定劑、鎮靜劑、滋補劑

44 印度岩蘭草 *Vetiveria zizanioides*（Ruh Khus）

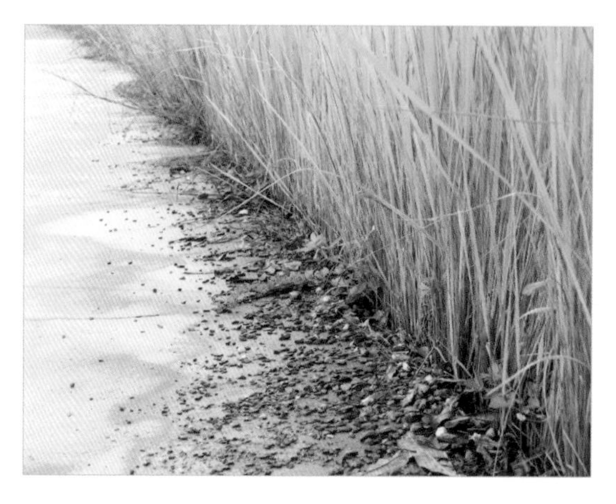

印度岩蘭草又稱為野生岩蘭草，可以舒緩怒氣、焦慮和憂鬱，同時改善注意力不集中、疲勞、失眠和易怒。印度岩蘭草稱為天然鎮定劑，香氣強烈濃郁，偏向大地類，帶有輕微的香脂調。如果你喜歡岩蘭草精油，也會愛上印度岩蘭草精油。

注意事項 這款精油並沒有安全疑慮。

使用時機 這款精油在印度香水店大受歡迎，印度人喜愛其濃郁的大地類香氣，以及其定香劑的特質。如果你有任何想清潔的東西，例如發臭的健身房背包，不妨試試看印度岩蘭草精油。此外，把印度岩蘭草精油加入情境性焦慮和抗憂鬱配方，可以避免惡化和心情沮喪。

芳療用法 印度岩蘭草精油跟永久花或薰衣草精油很搭，可以滋潤發炎或老化的肌膚，我自己臨床的經驗也發現，印度岩蘭草精油可以去疤。以嗅吸棒或擴香儀嗅吸，可以集中注意力，趕走沮喪的心情。若想要平撫怒氣，試著調配「放下憤怒嗅吸棒」（第123頁），來回嗅吸。

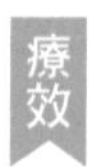

療效 抗焦慮、抗憂鬱、抗風濕、除臭劑、提升免疫力、神經鎮定劑、鎮靜劑、傷口癒合

45 澳洲檀香 *Santalum spicatum*

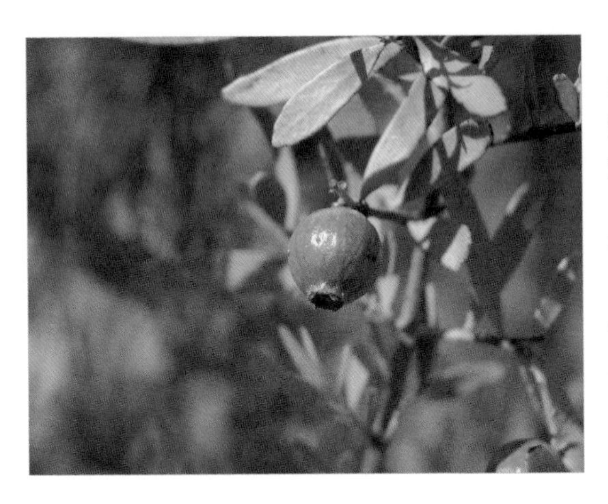

澳洲檀香精油有一點香草味，香氣甜美濃郁，屬於樹脂調，對於維持情緒健康極為有效。這個品種的檀香生生不息，不像印度檀香那麼稀少。事實上，澳洲西部是全球最大的檀香種植地，大約有617,000平方哩，相當於法國總面積的三倍左右。澳洲檀香精油給我們勇氣，讓我們帶著善意和慈悲心，勇敢說出內心真實的想法，同時堅守自我跟別人的界線。

注意事項　這款精油並沒有安全疑慮。

使用時機　澳洲檀香精油具有鎮靜效果，對於壓力、情境性焦慮和憂鬱很有效，也可以舒緩神經緊張，芳療師蓋布利爾・莫傑（Gabriel Mojay）提過，澳洲檀香精油「溫和的木質系香氣，可以避免一直胡思亂想，鼓勵我們找回內在的平靜與和諧。」

芳療用法　調合澳洲檀香精油和基底油，製成芳療按摩油，可以促進循環和淋巴系統，帶來內在平靜。在一碗熱氣騰騰的水，添加一滴澳洲檀香精油，然後直接嗅吸，可以舒緩擾人的咳嗽。用澳洲檀香和紅橘精油泡澡，簡直是絕妙的自我照顧儀式。此外，澳洲檀香精油當成單品香水，或者混合其他精油調香，都是很獨特的個人香氣。

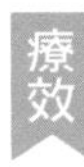

鎮痛藥、抗焦慮、抗發炎、鎮痙劑、抗病毒、中樞神經系統鎮靜劑、中樞神經系統滋補劑、神經鎮定劑、鎮靜劑、傷口癒合

46 西伯利亞冷杉 *Abies sibirica*

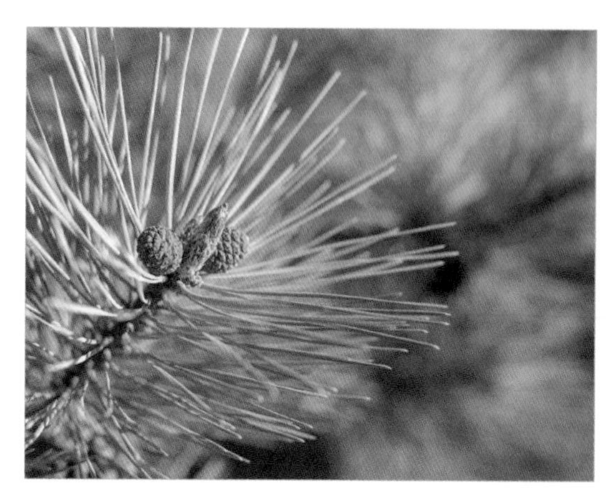

西伯利亞冷杉精油散發著清新甜美的松木香氣。樹通常象徵著療癒，木質類精油也有絕佳的紮根效果，可以幫助我們恢復生氣，重新接地。這款精油有助於避免胡思亂想和憂慮，讓我們帶著堅定且穩定的心，回歸自己的身體。

注意事項　這款精油並沒有安全疑慮。

使用時機　西伯利亞冷杉精油充滿正能量，會在你面臨困境和努力掙扎的時候，帶給你滿滿力量。不管你正在經歷什麼，如果你希望自己樂觀面對，或者正要決定人生道路的大方向，西伯利亞冷杉精油都可以幫助你，別忘了木質類精油象徵著堅定的力量和穩定的紮根。試著讓西伯利亞冷杉融入你的生活，絕對會提高你的韌性。

芳療用法　西伯利亞冷杉精油透過擴香儀或嗅吸棒嗅吸，無論是單方和複方使用，都會帶來力量和平靜。西伯利亞冷杉精油也適合蒸汽帳使用。此外，西伯利亞冷杉會提升免疫力，尤其是壓力大的時候。每當身體有任何不舒服，試著用西伯利亞冷杉精油擴香。如果家裡有人生病了，試試看「守護者擴香」（第 181 頁）。

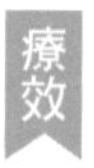

療效　鎮痛藥、抗發炎、抗風濕、消毒劑、刺激循環、滅菌劑、去痰劑、化痰劑、發紅劑

47 穗甘松 *Nardostachys jatamansi*

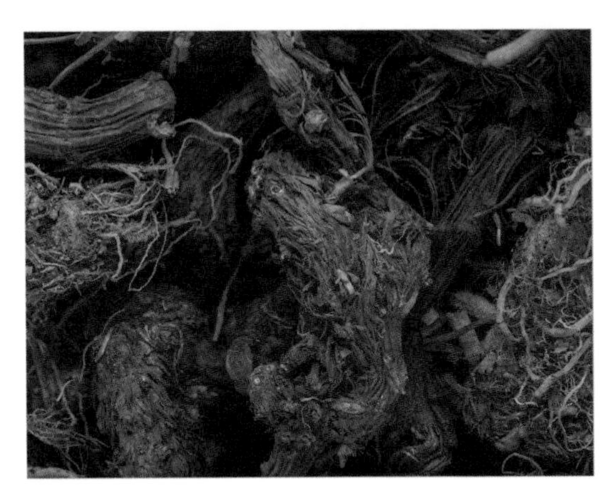

穗甘松精油是從尼泊爾穗甘松的根部萃取而來。這款大地類的木質類精油，可以幫助你在不安的時候穩住自己。芳療使用穗甘松精油，主要是在滋補神經系統，並且療癒我們的心。

注意事項 這款精油並沒有安全疑慮，但是數量稀少，最好跟我推薦的廠商購買，因為這些廠商只會適量取用根部，讓穗甘松能夠永續生長。

使用時機 如果你有情境性焦慮的問題，或者老是覺得很受傷，需要溫柔款待自己的心，又或者需要寬恕別人和自己，那就把這款精油納入你的保健計畫吧！不妨結合其他也有鎮靜效果的精油，例如古巴香脂、快樂鼠尾草、薰衣草和橙花。最後，如果你深受壓力和焦慮所苦，試著把穗甘松精油加入舒緩配方。

芳療用法 穗甘松精油稀釋後，可以局部塗抹在皮膚，也可以用擴香儀或嗅吸棒嗅吸，或者加入芳療熱水浴使用。試試看「幸福安眠擴香」（第 169 頁），在睡前擴香 30 分鐘。

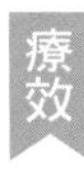

抗焦慮、抗黴菌、抗發炎、鎮痙劑、鎮定、中樞神經系統滋補劑、鎮靜劑

48 岩蘭草 *Vetiveria zizanioides*（Vetiver）

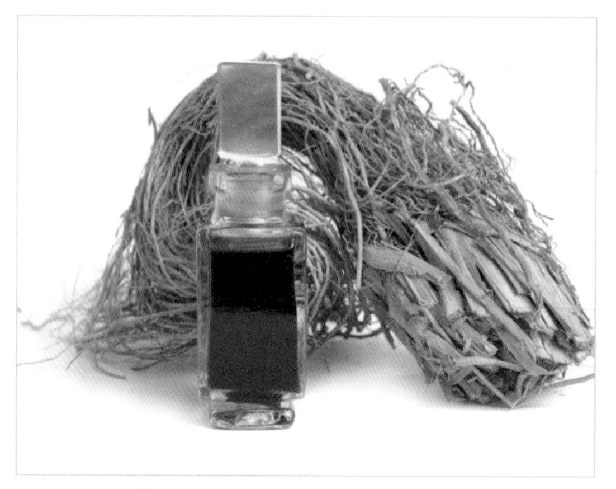

岩蘭草精油是從岩蘭草的根部，以水蒸氣蒸餾法萃取出來的精油，散發著獨特的大地類濃郁香氣。我發現岩蘭草精油單獨使用時，香氣有點過重，但是只要巧妙的調配，倒是香氣怡人，極為有效。岩蘭草精油集中注意力的效果，獲得普遍認可，可以讓動個不停的腦袋靜下來，但其實岩蘭草最神奇的功效，是讓我們重新跟自己連結，提升安心感和自信心。

注意事項　這款精油並沒有安全疑慮。

使用時機　如果你壓力大的時候，會緊抓著完美主義不放，絕對要使用岩蘭草精油。岩蘭草精油會幫助你找回自信，提醒你犯錯並沒有關係。彼得・荷姆斯（Peter Holmes）在《芳香：精油芳療的臨床指南》一書中提到，岩蘭草精油會提升免疫力，平衡荷爾蒙，以及恢復消化系統正常。

芳療用法　把岩蘭草精油加在肌膚保養配方，有除臭和抗黴菌的功效，也可以加入個人香水配方，增添濃郁香氣。岩蘭草精油也適合各種嗅吸法和芳療浴，為你卸下一整天的疲憊。「寫功課時間擴香」（第 163 頁），便是岩蘭草搭配萊姆等精油，有助於集中注意力。

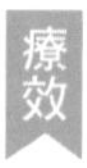

療效　抗病菌、抗憂鬱、抗黴菌、抗發炎、除臭劑、提升免疫力、神經鎮定劑、鎮靜劑、滋補劑

49 西洋蓍草 *Achillea millefolium*

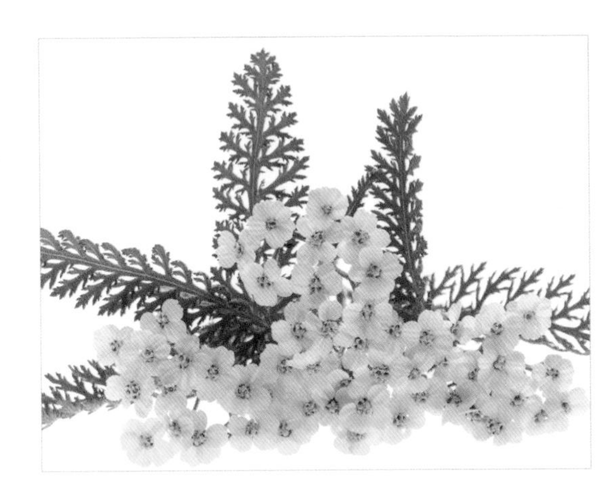

西洋蓍草的白花簇和綠葉，共同成就了濃郁的草本類精油，由於有母菊天藍烴的成分，才會呈現美麗的藍色。以情緒療癒來說，西洋蓍草精油可以處理跟人生大事或創傷有關的憤怒。

注意事項 這款精油並沒有安全疑慮。

使用時機 西洋蓍草精油會釋放負面情緒，幫助你穿越情緒風暴，而非在原地打轉。這款藍色精油可以舒緩發炎和疼痛，局部塗抹在肌肉和關節，可以緩解不適。正如其他富含母菊天藍烴的藍色精油，西洋蓍草精油對消化系統也很好，會在我們壓力大的時候，舒緩腸胃不適、排氣、消化不良和大腸激躁症。

芳療用法 西洋蓍草精油的功效微妙，絕對不容忽視，局部塗抹在痙攣或緊繃的肌肉，立即有舒緩的效果。以嗅吸棒或擴香儀嗅吸，對於緩解怒氣和沮喪有幫助。試試看「正向思考嗅吸棒」（第183頁），調和了西洋蓍草和永久花等精油。

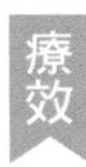

鎮痛藥、抗發炎、抗氧化、鎮痙劑、抗病毒、驅風劑、消化系統滋補劑、提升免疫力、鎮靜劑

50 依蘭 *Cananga odorata*

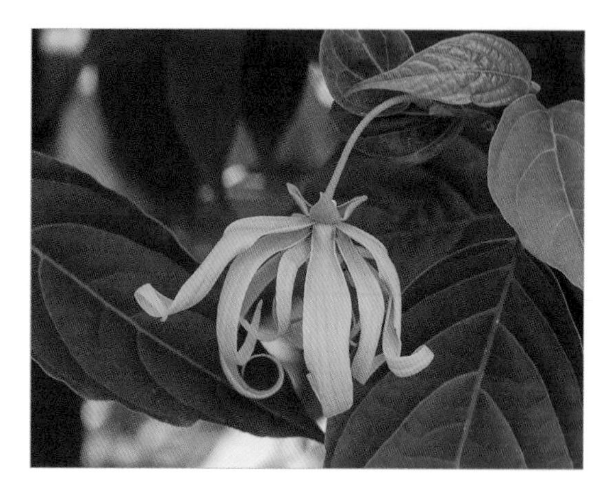

依蘭精油十分甜美，屬於熱帶的果香類和花香類精油，絕對是肌膚保養的首選。有人說依蘭精油是「窮人家的茉莉」，兩者都有撲鼻的花香，價格卻有天壤之別。彼得・荷姆斯（Peter Holmes）在《芳香：精油芳療的臨床指南》一書中提到，依蘭精油適合在情緒波動、神經緊張、恐懼、自信心不足、性慾低落的時候使用。

注意事項 羅伯・滴莎蘭德（Robert Tisserand）和羅德尼・楊（Rodney Young）認為，依蘭精油最大用量比例不得超過總稀釋容量0.8%，由於這屬於花香類精油，一點點用量就幫助很大，若擴香時嗅吸過多，反而會頭痛和反胃。

使用時機 如果想要平靜、放鬆和滿足，不妨試試看這款精油，依蘭精油醉人的香氣會喚醒五感。

芳療用法 大家都推薦依蘭精油的催情效果，試著加到泡澡水，或者加到身體油，享受浪漫而放鬆的按摩。有人說依蘭精油跟快樂鼠尾草一樣，也有輕微亢奮效果。晚上要去約會嗎？試試看「性慾高漲擴香」（第 177 頁）。

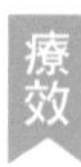

鎮痛藥、抗焦慮、抗憂鬱、抗發炎、消毒劑、催情藥、降血壓、神經鎮定劑、鎮靜劑、滋補劑

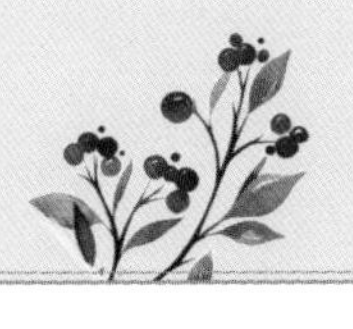

讓精油在一路上支持著你。

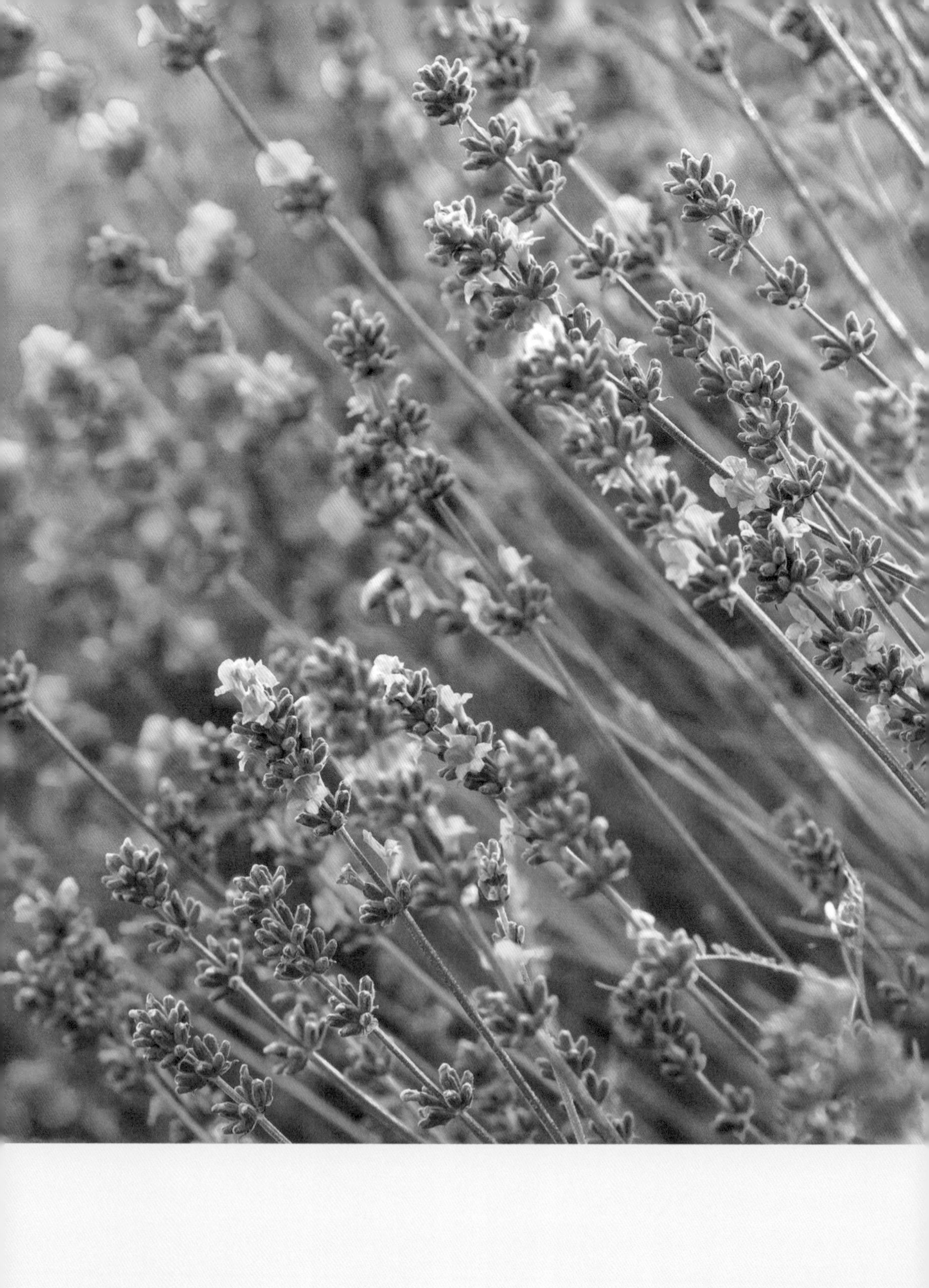

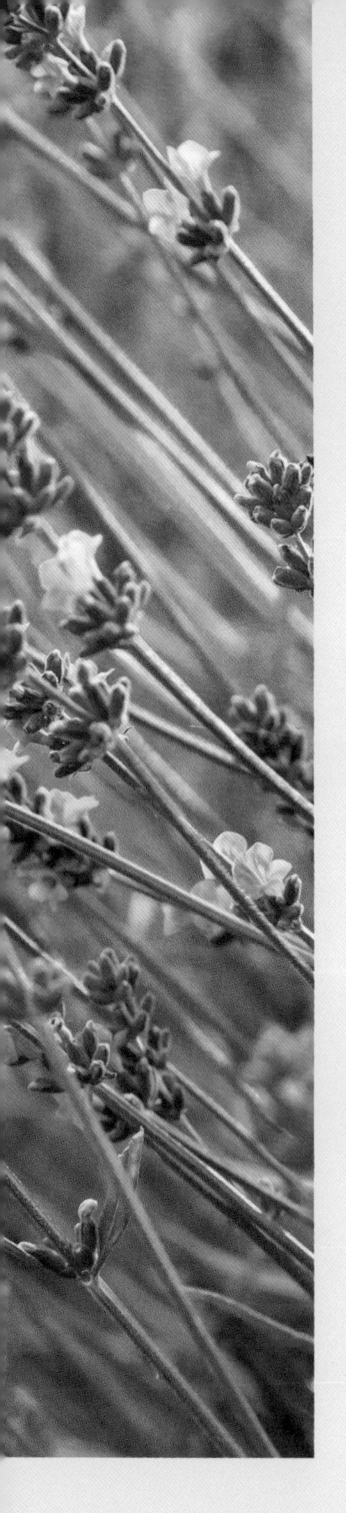

情緒芳療的應用

這裡介紹的精油大多在我心中佔有一席之地。這些精油都曾經幫助我學習和成長，未來也會陪伴大家療癒。

現在好玩的來了！我們要學習使用精油的方法和時機。在我們探討各種應用和配方之前，先來學習這些強大療癒催化劑的基本調配法。有了這些知識，你使用精油時會更有信心，也更加堅定。

Chapter 5
調製複方精油

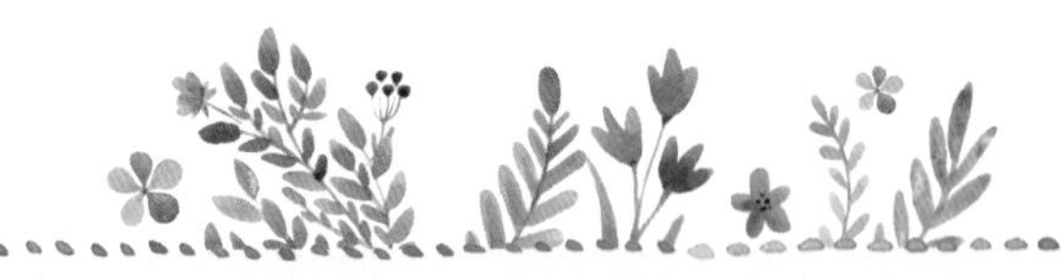

我們調製複方精油，其實有很多選項和變化。找出精油之間的協同作用，正是你成功的重要關鍵。簡單來說，協同作用意味著多款精油的整合療效，絕對大於任何單方精油。未來你調製情緒療癒精油時，特別要謹記這個觀念。

這一章會探討合適的調配時機，區分精油調製和堆疊之間的差異。我也會另外分享調製的原則，不管是調製這本書的配方，或是要自創配方，都會對你幫助很大 。我也會幫你複習基本安全須知。

調製複方精油的時機

精油會喚起各種感受，包括新的和舊的感受，也有維持情緒健康的強效。善用精油和聞香紙，調配香氣美妙的療癒複方精油，絕對是一種美麗的藝術。久而久之，你的雙手和嗅覺感官都會越來越熟練，終究會形成自然本能，完全不用調和，就可以猜到複方精油的香味。

你調和精油之前，先跟個別的精油相處，比較容易辨別單方精油對你自己的影響，確認你自己喜不喜歡。你不用成為精油調製大師，就可以開始動手。你需要的就只有正確的工具和安全意識。

調製療癒情緒的複方精油，有很多好處，比方你同時要靜心和提神醒腦，不妨以多款精油調製複方精油，一是「精神飽滿嗅吸棒」（第 133 頁），凡是 5 歲以上孩童，皆可安心使用，二是「保持希望滾珠瓶」（第 126 頁），專為孩童量身打造。

調製複方精油也是考慮到香氣，這樣會減少每一款精油的用量，卻會創造更強大的精油，讓你享受複方精油的療效，卻不會被單方精油的香氣給淹沒。

不過，有時候我仍會使用單方精油，例如我沒時間調配符合當下需求的複方精油，於是乾脆拿一瓶薰衣草精油，嗅吸它醉人的花香類氣味。我也可能在腳趾不小心踢傷時，隨意拿起永久花精油，調和荷荷芭油，可以舒緩疼痛和防止瘀青。儘管如此，複方精油的效果通常還是好過單方精油。

我會建議預先調配一些「經典配方」，以備不時之需。

接下來，我要介紹調製複方精油的基本原則，複習一些重要的安全須知。

調製複方精油的原則

認識和辨識精油的第一步，就是學習三種「調性」：前調（top note）、中調（middle note）和後調（base note），後調又稱定香劑。

前調精油以柑橘類居多，通常是複方精油最先引人注意的氣味，但是香氣揮發得最快，可說是來無影去無蹤。

中調精油有時候是複方精油的核心或重心，香氣停留在你皮膚或聞香紙的時間長一點。

我經常把後調精油稱為定香劑，因為香氣停留的時間最長。如果精油夠黏（稠），例如佛陀木、岩蘭草和印度岩蘭草，還會把中前調的精油留住更長時間。

你自創的複方精油最好各有 1 支以上的前調、中調、後調精油，否則以按摩油為例，如果少了後調精油或定香劑，香氣並無法持久。

你不一定要依照前調、中調、後調的順序調製，只不過有照著順序，複方精油本身的香氣和療效會趨於平衡。以「舒緩焦慮嗅吸棒」（第 109 頁）為例，這個配方需要 5 滴甜橙、3 滴澳洲檀香、3 滴乳香、3 滴秘魯聖木和 1 滴橙花，如果橙花精油加到 3 滴以上，就會蓋過其他精油的氣味，羅馬洋甘菊、茉莉或依蘭精油也有類似的特性。

此外，當你準備好自創第一款複方精油，絕對要把稀釋比例表（第 43 頁）放在身邊，這張表是你未來不可或缺的絕佳參考工具，不管是要調製這本書的配方，還是要自創屬於你自己的配方。

疊擦

複方精油具有協同效果，所以比單方精油更有效，但其實精油還有另一種使用方式，稱為疊擦。疊擦是每次只在肌膚塗抹一種精油，層層堆疊，而不是把所有精油混合基底油使用。有些人認為尊重每款精油各自的吸收速度，反而有一些特別的好處。如果想多認識疊擦，請瀏覽 TisserandInstitute.org 網站，閱讀「滴莎蘭德全方位護膚系列」（The Complete Skin Series by Robert Tisserand）。

像這樣每次堆疊各種精油，我個人並不覺得會有害，但也不認為比複方精油更好。我們都知道精油跟肌膚接觸的時間越久，吸收效果越好。這就是植物基底油會那麼重要的原因：我們會希望精油停留在肌膚，而非直接快速揮發。肌膚吸收各種精油成分的速度不同，端視精油成分的分子大小和結構而定。無論是單方或複方精油，這些成分被血液吸收的速度都不同，所以疊擦並沒有真正顯著的優點。

基於這個原因，下一章的每個應用或配方，都是一次塗抹所有精油，以複方精油來發揮協同效果。

安全須知

你深入閱讀「100 種應用和配方」（CHAPTER 6）之前，請先記住下列安全須知：

嬰兒和孩童：部分精油夠溫和，可以讓 3 個月以上孩童使用。如果用大量基底油稀釋，甚至可以安心用在嬰兒身上。一般而言，孩童過了 2 歲，就可以塗抹更多種類的精油。

孩童嗅吸精油：芳療嗅吸法建議的歲數，大致較為年長，孩子最好要 5 歲以上。嗅吸棒是直接嗅吸法，擴香儀則是被動嗅吸法，比較適合年紀小的孩子。請盡量謹慎使用。

孩童泡澡精油：我建議等到孩子過了 5 歲，再來使用精油泡澡。如果你的小孩還會把玩具放入口中，有可能把水喝下肚，建議先不要用精油泡澡。

擴香的時間：健康的成人可擴香 30～60 分鐘，我建議孩童把時間縮短為 10～15 分鐘。為了避免過量，一旦計時器響起，擴香儀會自動關閉，記得趁機休息。

孕婦使用：一般建議在早孕期避免使用精油，除非有專業芳療師在一旁監督。 如果你屬於高風險群，懷孕期間一律不使用精油。

調製複方精油還有一個注意事項。請務必清楚參考國際香精組織的建議，確認哪些精油有稀釋濃度限制和光毒性成分。凡是要塗在肌膚上，一律要拿出計算機，確定你有按照安全須知去調配。至於 CHAPTER 6 的「100 種應用和配方」，全部都在安全使用範圍內。

Chapter 6
100 種應用和配方

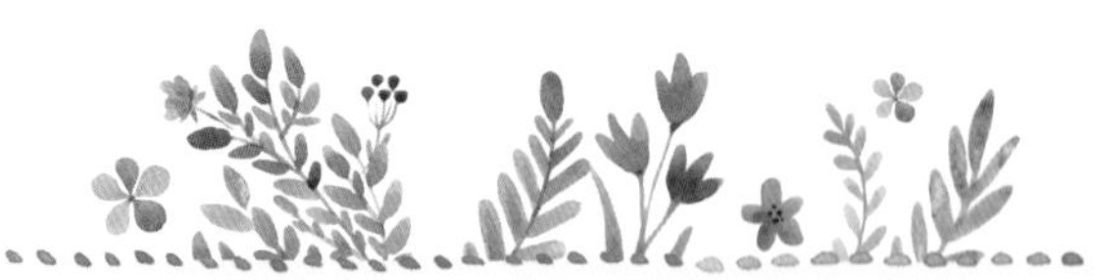

精油有很多用法都可以維持情緒健康。這裡提供的配方大致涵蓋常見的症狀。一百種配方幾乎對應了所有情緒問題，其中一些配方取了好玩的名字，僅限孩童使用。

第六章分成幾個部分，例如焦慮、憂鬱、心情和壓力。這些配方不僅以 50 種情緒療癒精油為主，還包括特別自我照顧配方，並且額外加碼平衡脈輪配方。經典配方記得每次多做一點，以備不時之需，我也會不時提醒大家安全須知。

配方索引表

註：有底色的配方特別適合兒童使用。

[Anxiety 焦慮]

01 舒緩焦慮嗅吸棒

直接嗅吸　5 歲以上適用

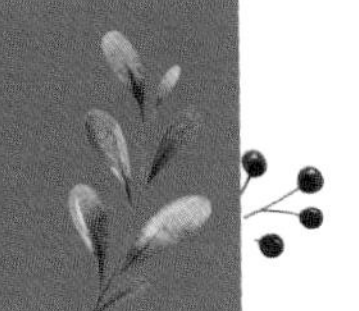

我這個精心調製的配方兼具療效和香氣。乳香、秘魯聖木和澳洲檀香精油，都是濃郁的大地系精油，具有接地效果，可以促進情緒穩定，特別會緩和導致焦慮的災難性思考。甜橙精油散發著舒緩的甜美香氣，讓整個協同效果更完整。這款複方精油會幫助你集中注意力。

配方

1 根	塑膠滴管
5 滴	甜橙精油
3 滴	乳香精油
3 滴	秘魯聖木精油
3 滴	澳洲檀香精油
1 滴	橙花精油
1 支	芳療嗅吸棒

製作方法

1. 拿起塑膠滴管，把混合好的精油滴在嗅吸棒的棉條上，滴完後記得把蓋子鎖緊。
2. 隨身攜帶嗅吸棒，有需要就打開蓋子，緩慢嗅吸數次，可以緩解焦慮。

02 放鬆平靜撐下去室內噴霧

被動嗅吸　2歲以上適用

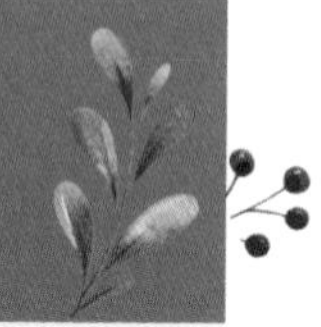

這款清淡而清新的室內噴霧，適合在情緒崩潰的時候使用，讓你忘卻過去和現在的沈重打擊，幫你放下深層的憤怒，或者提供你必要的支持。西洋蓍草精油呈現美麗的藍色調，散發草本類的香氣，會陪伴你穿越創傷的經驗。萊姆、紅橘和廣藿香精油調和後，不僅有接地效果，也會散發大家喜愛的柑橘類香氣。這個配方還加了酒精，幫助精油溶解於水，以免一大滴精油噴在布料或地毯上。

配方

3滴	西洋蓍草精油
3滴	萊姆精油
3滴	廣藿香精油
3滴	紅橘精油
1個	60ml玻璃噴霧瓶
15ml	95%酒精或香水酒精
45ml	蒸餾水

製作方法

1. 把所有精油倒入玻璃噴霧瓶。
2. 倒入酒精。
3. 最後用蒸餾水加滿噴霧瓶。
4. 貼上標籤，放在陰涼的地方。

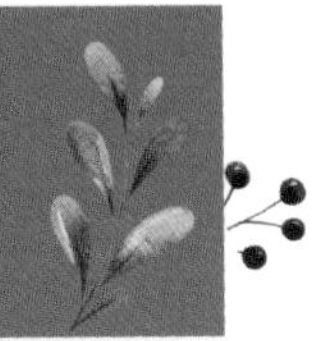

03 清醒自若泡泡浴球

局部塗抹　5 歲以上適用

這款複方精油香氣溫和，屬於花香類和果香類的調性。泡這個芳療浴放鬆一下，讓自己精神一振，享受深層的平靜。

1 杯	小蘇打
½杯	檸檬酸
½杯	杯葛根粉
2 ¼大匙	葡萄籽油
6 滴	快樂鼠尾草精油
6 滴	甜橙精油
2 滴	南非洋甘菊精油
¾大匙	蒸餾水

製作方法

1. 拿一個碗，混合小蘇打、檸檬酸和葛根粉。
2. 另外拿一個碗，混合葡萄籽油、所有精油和水。
3. 慢慢把碗內混合好的液體倒入乾燥的材料，攪拌均勻。你可以用雙手搓成圓球，只不過使用不鏽鋼或矽膠模型，可能會更輕鬆好玩。
4. 靜置乾燥變硬。
5. 每次泡澡使用一顆，直接丟入泡澡水中。

04 堅持信念擴香

被動嗅吸　3 歲以上適用

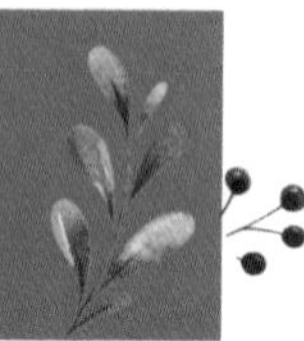

這款複方精油散發明亮甜美的柑橘類香氛，岩玫瑰精油在其中格外出眾，幫助你在人生考驗特別多的時刻，依然相信每件事都會有出路。甜橙和佛手柑精油都有強大的抗焦慮效果，有助於舒緩情境性焦慮，安於當下。最後，澳洲檀香精油帶著甜美的木質類香氣，作為這個配方的定香劑，幫助你腳踏實地。這個配方絕對會成為你的最愛。

配方

4 滴　甜橙精油

2 滴　佛手柑精油

2 滴　岩玫瑰精油

2 滴　澳洲檀香精油

製作方法

依照擴香儀廠商的指示，把所有精油滴入你最愛的擴香儀。有需要再使用，記得遵照安全擴香須知。

05 平靜氛圍身體油

局部塗抹　2 歲以上適用

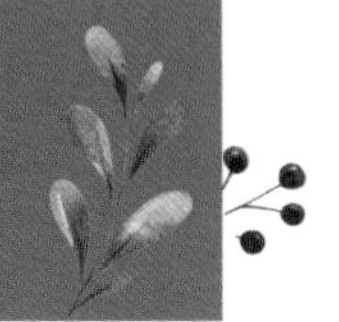

平靜氛圍是很美妙的身體油配方，尤其適合剛淋浴完或夜晚上床前使用。這 4 支單方精油的協同效果，令人回歸極為平靜滿足的狀態。如果你睡前會焦慮，岩玫瑰精油會幫助很大，讓你清除雜念和放鬆身體。穗甘松精油對頭腦和心靈都有鎮定和舒緩的效果。

配方

4 滴　橙類精油

2 滴　岩玫瑰精油

2 滴　澳洲檀香精油

1 滴　穗甘松精油

30ml　荷荷芭油

製作方法

1. 拿一個玻璃容器，混合所有精油和荷荷芭油。
2. 有需要的時候，用這款身體油按摩肌膚，平常放在陰涼的地方。

06 釋放恐懼擴香

被動擴香　2 歲以上適用

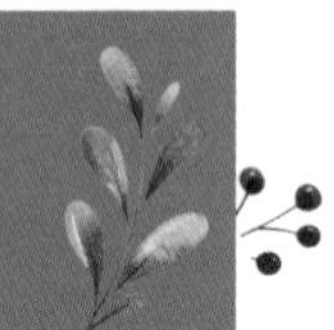

蓋布利爾・莫傑（Gabriel Mojay）在《療癒心靈的芳香療法》一書中提到，當情緒和生理嚴重失衡，例如壓力大、不安或恐懼，不妨使用天竺葵精油：「天竺葵搭配橙類精油，可以安撫心靈，舒緩沮喪的心情。」這款複方精油的協同效果，除了來自於甜橙和天竺葵精油，另有少量的澳洲檀香和依蘭精油，會幫助你面對恐懼的衝擊。

配方

4 滴　甜橙精油

3 滴　天竺葵精油

2 滴　澳洲檀香精油

1 滴　依蘭精油

製作方法

依照擴香儀廠商的指示，把所有精油滴入你最愛的擴香儀。有需要再使用，記得遵照安全擴香須知。

07 不要胡思亂想嗅吸棒

直接嗅吸　5 歲以上適用

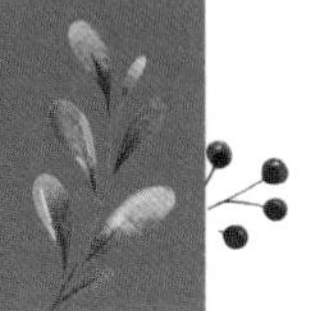

這個配方的協同效果是舒緩神經緊繃，讓心靈找回平靜，尤其是苦橙葉精油會在心靈超載的時刻，讓整顆心慢下來。如果你有工作需要完成，大西洋雪松精油會幫助你集中注意力。如果你的腦袋愛胡思亂想，不妨嗅吸這款嗅吸棒配方，讓思緒沉澱下來。

配方

1 根	塑膠滴管
5 滴	澳洲檀香精油
4 滴	苦橙葉精油
3 滴	大西洋雪松精油
3 滴	萊姆精油
1 支	芳療嗅吸棒

製作方法

1. 拿起塑膠滴管，把混合好的精油滴在嗅吸棒的棉條上，滴完後記得把蓋子鎖緊。
2. 隨身攜帶嗅吸棒，有需要就打開蓋子，緩慢嗅吸數次，可以緩解焦慮。

孩童限定

08 揮別情緒臨界點嗅吸棒

直接嗅吸　5 歲以上適用

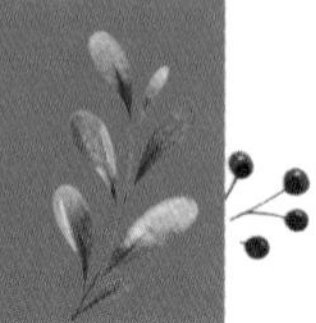

2012 年《實證輔助另類療法期刊》（*Evidence-Based Complementary and Alternative Medicine*）研究過這款複方精油，其中 4 支精油確實會降血壓，並且降低女性病患的壓力荷爾蒙，也就是皮質醇，對情境性壓力和焦慮格外有效。

配方

1 根	塑膠滴管
9 滴	薰衣草精油
3 滴	甜馬鬱蘭精油
2 滴	依蘭精油
1 滴	橙花精油
1支	芳療嗅吸棒

製作方法

1. 拿起塑膠滴管，把混合好的精油滴在嗅吸棒的棉條上，滴完後記得把蓋子鎖緊。
2. 隨身攜帶嗅吸棒，有需要就打開蓋子，緩慢嗅吸數次，可以緩解焦慮。

09 噢美好的一天沐浴蒸汽香球（經典配方）

被動嗅吸　2 歲以上適用

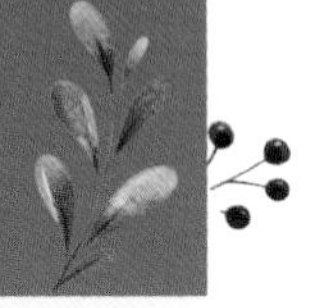

沐浴蒸汽香球是芳療浴絕佳的替代品。這款配方會提神醒腦，讓你不知不覺嘴角上揚。

配方

5ml　深色玻璃瓶
15 滴　檸檬精油
10 滴　葡萄柚精油
10 滴　佛手柑精油
5 滴　黑胡椒精油
1 杯　小蘇打
½杯　海鹽
2 小匙　水
1 個　你最愛的矽膠模型

製作方法

1. 拿一個玻璃瓶，混合所有精油，調配經典配方。平常放在陰涼的地方，以備不時之需。
2. 拿一個小碗，混合小蘇打和海鹽。
3. 慢慢倒入水，直到類似濕沙的濃稠度。
4. 倒入模型乾燥定型。
5. 沐浴蒸汽香球使用前，先滴 5～7 滴經典複方精油。

10 不要皺眉頭擴香

被動嗅吸　3 個月以上適用

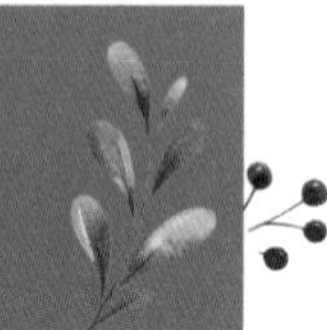

小孩早上都起不來嗎？這個配方會撫平起床氣，或舒緩突如其來的暴怒。精油讓我們回歸自我的中心，從風暴中找回內心的平靜。這個配方以樹脂類、花香類和柑橘類香氣為底調，所以令人溫暖和安心。1960 年代嬉皮相當流行廣藿香精油，當廣藿香巧妙融合甜橙和橙花，可以創造十分強大的協同效果。

配方

6 滴	甜橙精油
2 滴	廣藿香精油
1 滴	古巴香脂精油
1 滴	橙花精油

製作方法

依照擴香儀廠商的指示，把所有精油滴入你最愛的擴香儀。有需要再使用，記得遵照安全擴香須知。

[Depression 憂鬱]

11 光明幸福恩膏油

局部塗抹　2 歲以上適用

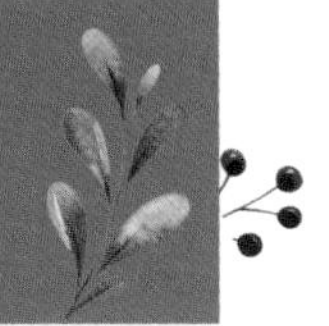

雖然這些精油都適合 2 歲以上孩童使用，但這款特殊配方是專為成人打造，底調結合了性感奔放的印蒿精油，甜美的甜橙精油，以及光明的花香類香氣，可以為情境性焦慮和憂鬱時期提供支持。

配方

3 滴　印蒿精油

3 滴　甜橙精油

2 滴　快樂鼠尾草精油

1 滴　髯花杜鵑精油

30ml　荷荷芭油

製作方法

1. 拿一個玻璃容器，混合所有精油和荷荷芭油。
2. 有需要的時候，把膏油塗在脈輪處，或者當成保濕乳液按摩肌膚，用剩下的記得放在陰涼處。

12 柑橘系好心情嗅吸棒

直接嗅吸　5 歲以上適用

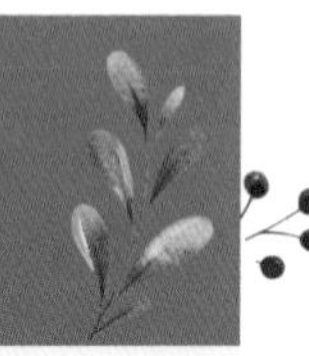

這款提振人心的嗅吸棒配方，把所有柑橘類精油都用上了，家裡每個人都會愛上的！不管是心情沈悶、睡眠不足或悶悶不樂，都是享受這款嗅吸棒的好時機，立即為你加油打氣。再不然，把這款複方精油添加在你最愛的擴香儀，整個家都會充滿愉悅的氛圍。

配方

1 根	塑膠滴管
5 滴	檸檬精油
4 滴	佛手柑精油
3 滴	紅橘精油
3 滴	甜橙精油
1支	芳療嗅吸棒

製作方法

1. 拿起塑膠滴管，把混合好的精油滴在嗅吸棒的棉條上，滴完後記得把蓋子鎖緊。
2. 隨身攜帶嗅吸棒，有需要就打開蓋子，緩慢嗅吸數次，可以提振低落的心情。

13 找回寧靜擴香（經典配方）

被動嗅吸　3 個月以上適用

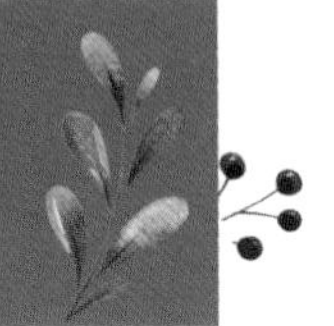

澳洲檀香和岩蘭草都有滋養自己和撫慰的效果，可以安定易怒和躁動的情緒。除了這兩種強效的情緒療癒精油，還加了紅橘精油和茉莉原精，適合在你脆弱消沉的時候，帶來寧靜和希望。紅橘精油也會提醒你好好照顧自己。擴香這款複方精油，可以提升信心並鼓勵正向思考。

配方

5ml　深色玻璃瓶
20 滴　紅橘精油
10 滴　澳洲檀香精油
6 滴　岩蘭草精油
4 滴　茉莉原精

製作方法

1. 拿一個玻璃瓶，混合所有精油，調出這款經典配方。平常放在陰涼處，以備不時之需。
2. 依照擴香儀廠商的指示，從經典配方取用你想要的份量，滴入你最愛的擴香儀中。記得遵照安全擴香須知。

14 燃起希望沐浴鹽（經典配方）

局部塗抹　5 歲以上適用

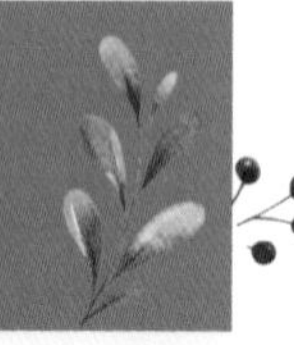

這款配方所使用的精油，都可以安心用在 5 歲以上孩童身上，只不過要發揮協同效果，還是要大一點的孩子和成人較為顯著。這款複方精油是為了重燃你對人生境遇的希望，一來鼓勵你樂觀一點，二來強化神經系統。芳療先驅寇特・史納伯特（Kurt Schnaubelt）博士說過，若要支持和平衡內分泌系統，絕對少不了黑雲杉精油。如果你開始感覺過勞，不妨把黑雲杉精油添加到日常保養品中。

配方

5ml	深色玻璃瓶
15 滴	薰衣草精油
10 滴	快樂鼠尾草精油
8 滴	沒藥精油
7 滴	黑雲杉精油
1 大匙	基底油
1 杯	浴鹽（可有可無）
½杯	全脂椰漿（可有可無）

製作方法

1. 在玻璃瓶調和所有精油，調製這個經典配方，平常放在陰涼的地方，以備不時之需。
2. 等到要泡澡的時候，把 5～7 滴經典配方調和基底油，添加到浴鹽中，或者直接添加到泡澡水。如果你會用到椰漿，最後再倒入泡澡水中。

15 放下憤怒嗅吸棒

直接嗅吸　5 歲以上適用

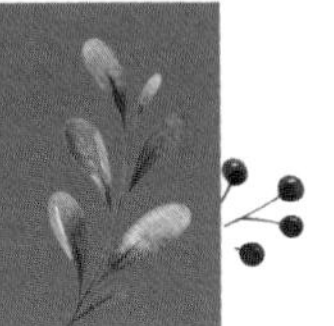

這個嗅吸配方主要用到佛手柑精油，可以卸下心中因憤怒、困惑、壓力而造成的心理情緒疲勞。岩玫瑰、奧圖玫瑰和印度岩蘭草精油調和在一起，可以在情緒衝擊或波動的當下或之後，給人一種平靜的感覺，進而回歸自我中心。不管是你感到憤怒，或是這世界給你的，已經超出你的負荷，都試著善用這款複方精油，幫助你穿越情緒風暴。

配方

- 1 根　塑膠滴管
- 8 滴　佛手柑精油
- 3 滴　岩玫瑰精油
- 2 滴　奧圖玫瑰精油
- 2 滴　印度岩蘭草精油
- 1支　芳療嗅吸棒

製作方法

1. 拿起塑膠滴管，把混合好的精油滴在嗅吸棒的棉條上，滴完後記得把蓋子鎖緊。
2. 隨身攜帶嗅吸棒，有需要就打開蓋子，緩慢嗅吸數次。

16 軟化你的心身體油

局部塗抹　2 歲以上適用

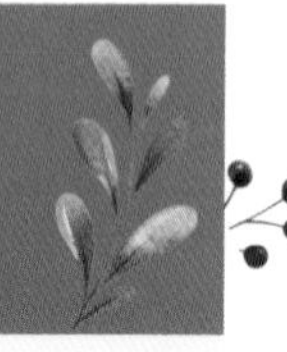

乳香和沒藥精油的撫慰和紮根效果，可以鎮定並安定你的心，在你的人生受挫的時候，幫助你恢復平衡。這個配方還刻意添加穗甘松精油，幫助你放下過去。奧圖玫瑰精油會敞開你的心，避免自我懷疑和評斷，鼓勵你去愛自己和寬恕自己。

配方

3 滴	乳香精油
2 滴	沒藥精油
2 滴	奧圖精油
2 滴	穗甘松精油
1 滴	萊姆精油
30ml	荷荷芭油

製作方法

1. 拿一個玻璃容器，混合所有精油和荷荷芭油。
2. 有需要的時候，把身體油塗在脈輪處，或者當成保濕乳液按摩肌膚，用剩下的記得放在陰涼處。

17 太陽總會升起擴香

被動嗅吸　3 個月以上適用

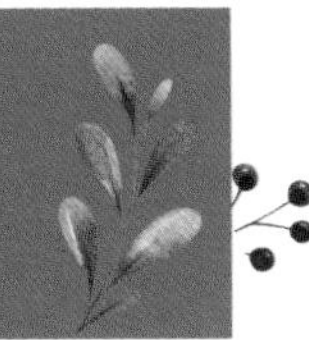

這款複方精油散發獨特的香氣，融合了草本類、胡椒類、柑橘類以及撲鼻的花香。甜橙和摩洛哥藍艾菊精油很搭，粉紅胡椒精油增添了提神效果。茉莉原精只添加少量，並不會蓋過其他精油的香氣，卻有提振和轉化的效果，我包準你嗅吸一下子就笑呵呵。

配方

5 滴	甜橙精油
2 滴	摩洛哥藍艾菊精油
2 滴	粉紅胡椒精油
1 滴	茉莉原精

製作方法

依照擴香儀廠商的指示，把所有精油滴入你最愛的擴香儀。有需要再使用，記得遵照安全擴香須知。

孩童限定

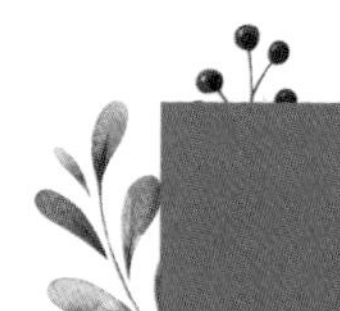

18 保持希望滾珠瓶（經典配方）

局部塗抹　2 歲以上適用

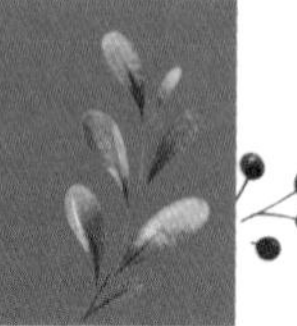

這款專為孩童打造的精油，絕對會擄獲你孩子的心。這巧妙融合所有提神和提振的柑橘類精油，讓人在枯燥沉悶的日子，重新找回希望。

配方

5ml　深色玻璃瓶
1 根　塑膠滴管
10 滴　檸檬精油
5 滴　印蒿精油
5 滴　葡萄柚精油
5 滴　薰衣草精油
5 滴　萊姆精油
5 滴　紅橘精油
5 滴　甜橙精油
10ml　琥珀色或鈷藍色玻璃滾珠瓶
9ml　基底油

製作方法

1. 拿一個玻璃瓶，調和所有精油，調製經典配方，平常放在陰涼的地方，以備不時之需。
2. 加 6 滴經典配方到滾珠瓶。
3. 添加基底油，裝滿整個滾珠瓶，但記得預留空間套上滾珠，以免外溢。
4. 套上滾珠，鎖緊瓶蓋。
5. 有需要再塗抹身體。

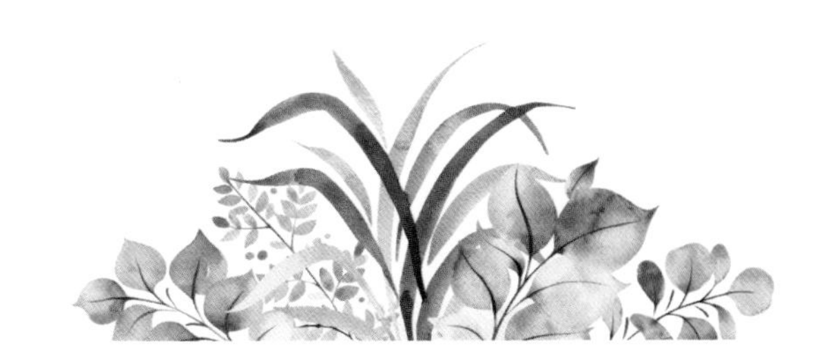

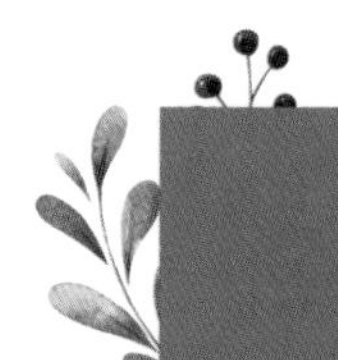

19 懷抱信心嗅吸棒

直接嗅吸　5 歲以上適用

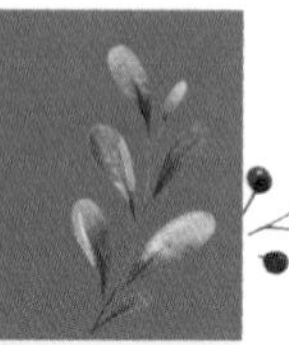

這款複方精油專為孩童調配。如果你的孩子正在觸礁，不管是壓力大、焦慮或情境性憂鬱，這個配方都幫助很大。他們會透過這款嗅吸棒，吸入加乘的療癒效果，進而撫慰他們的心，讓他們相信一切都會好好的。

配方

1 根	塑膠滴管
6 滴	紅橘精油
6 滴	甜橙精油
2 滴	澳洲檀香精油
1 滴	依蘭精油
1支	芳療嗅吸棒

製作方法

1. 拿起塑膠滴管，把混合好的精油滴在嗅吸棒的棉條上，滴完後記得把蓋子鎖緊。
2. 隨身攜帶嗅吸棒，有需要就打開蓋子，緩慢嗅吸數次。

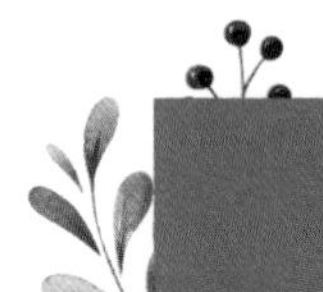

20 一夜好眠泡澡沐浴鹽（經典配方）

局部塗抹　5 歲以上適用

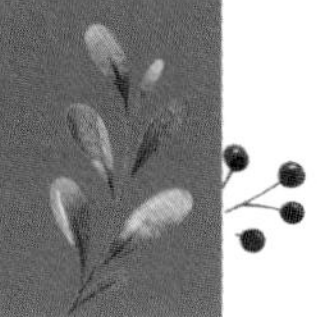

你的孩子絕對會愛上這個泡澡配方。孩子在忙碌一天之後，終於可以徹底的放鬆，保證一夜安眠，趁機恢復體力。檸檬薄荷、薰衣草和橙花精油都是強效鎮靜劑，帶給人好心情。這個經典配方只添加少量的玫瑰精油，不會太搶戲，卻會讓香氣更完整。

配方

5ml	深色玻璃瓶
20 滴	檸檬薄荷精油
10 滴	薰衣草精油
7 滴	橙花精油
3 滴	奧圖玫瑰精油
1 大匙	基底油
1 杯	浴鹽（可有可無）
½杯	全脂椰漿（可有可無）

製作方法

1. 在玻璃瓶混合所有精油，調製這個經典配方，平常放在陰涼的地方，以備不時之需。
2. 等到要泡澡的時候，把 5～7 滴經典配方調和基底油，添加到浴鹽中，或者直接添加到泡澡水。如果你會用到椰漿，最後再倒入泡澡水中。

[Mood 心情]

21 興高采烈擴香

被動嗅吸　3 個月以上適用

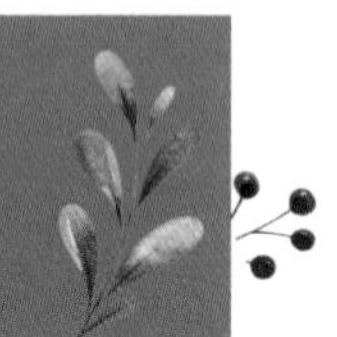

葡萄柚精油的柑橘類香氣，令人興高采烈，再以花香類的苦橙葉和依蘭精油為基底，超適合暴躁易怒的時候使用，讓情緒稍微恢復平衡。用這三支精油放鬆一下，心情會瞬間變快樂。

配方

6 滴	葡萄柚精油
2 滴	苦橙葉精油
2 滴	依蘭精油

製作方法

依照擴香儀廠商的指示，把所有精油滴入你最愛的擴香儀。有需要再使用，記得遵照安全擴香須知。

22 淨化能量室內噴霧

被動嗅吸　2 歲以上適用

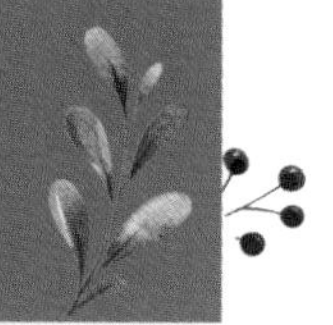

佛陀木精油是這款室內噴霧的亮點，會幫助你淨化家中能量。當佛陀木精油結合欖香脂、甜橙和乳香精油，會增添木質調和辛香調香氛，以及甜美的柑橘系氣息。不妨試試看這款噴霧，一邊記錄你正準備放下什麼，用心感受體內能量的變化。

配方

5 滴	甜橙精油
3 滴	欖香脂精油
3 滴	佛陀木精油
1 滴	乳香精油
1 個	60ml 玻璃噴霧瓶
15ml	95%酒精或香水酒精
45ml	蒸餾水

製作方法

1. 把所有精油倒入玻璃噴霧瓶。
2. 倒入酒精，幫助精油溶解於水。
3. 最後用蒸餾水加滿噴霧瓶。
4. 貼上標籤，放在陰涼的地方。

23 找回你的熱情擴香

被動嗅吸　3 個月以上適用

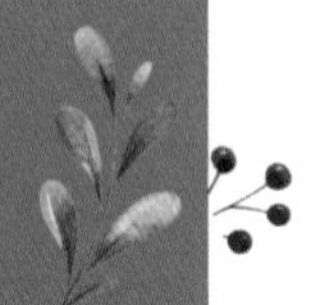

這款活潑的提振系複方精油，絕對會讓你立刻擺脫枯燥乏味的生活。甜羅勒有提神效果，使你心神集中，神采奕奕。當甜羅勒精油結合檸檬和西伯利亞冷杉精油，會打開呼吸道，澄清你的思緒，讓整個人煥然一新，準備好迎接新的一天。如果你趁朋友來訪前擴香，朋友聞到這股熱情的香氣，肯定會以為你剛打掃過家裡。

配方

4 滴　甜羅勒精油

3 滴　檸檬精油

3 滴　西伯利亞冷杉精油

製作方法

依照擴香儀廠商的指示，把所有精油滴入你最愛的擴香儀。有需要再使用，記得遵照安全擴香須知。

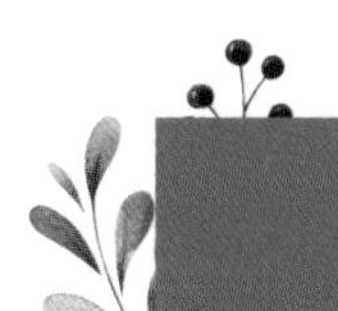

24 精神飽滿嗅吸棒

直接嗅吸　5 歲以上適用

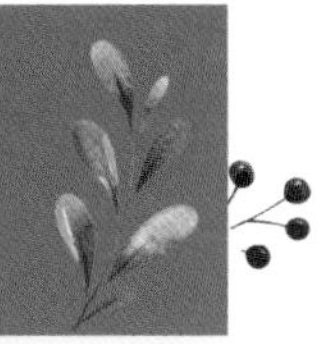

這款充滿活力的柑橘類配方，融合了欖香脂、檸檬和紅橘精油，在你需要立刻轉換態度時，使你精神飽滿。依蘭精油散發醉人的花香，有提振心情和緩解焦慮的效果，使你平靜下來。澳洲檀香精油屬於定香劑，讓其他精油的香味停留得更久，可以舒緩焦慮不安，帶給你寧靜和滿足的感受。

配方

1 根	塑膠滴管
5 滴	檸檬精油
3 滴	紅橘精油
3 滴	澳洲檀香精油
2 滴	欖香脂精油
2 滴	依蘭精油
1 支	芳療嗅吸棒

製作方法

1. 拿起塑膠滴管，把混合好的精油滴在嗅吸棒的棉條上，滴完後記得把蓋子鎖緊。
2. 隨身攜帶嗅吸棒，有需要就打開蓋子，緩慢嗅吸數次。

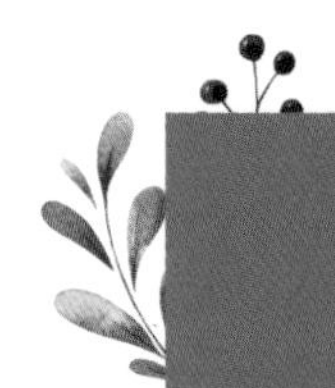

25 知足常樂擴香

直接嗅吸　3 個月以上適用

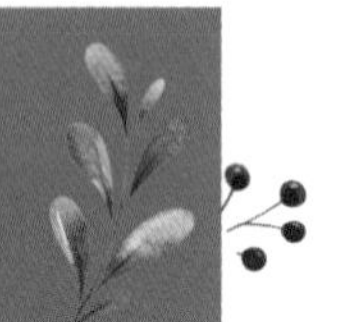

這個配方的綜合效果，讓你在忙完一整天，急需釋放情緒的時候，把忙碌的行程拋諸腦後，準備好好休息放鬆。

配方

5 滴	萊姆精油
2 滴	黑胡椒精油
2 滴	佛手柑精油
1 滴	絲柏精油

製作方法

依照擴香儀廠商的指示，把所有精油滴入你最愛的擴香儀。有需要再使用，記得遵照安全擴香須知。

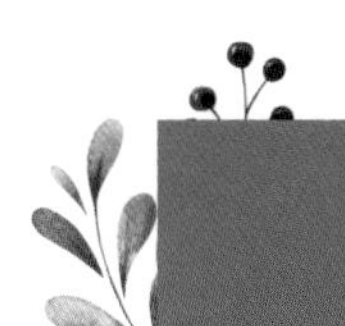

26 清醒自覺嗅吸棒

直接嗅吸　5 歲以上適用

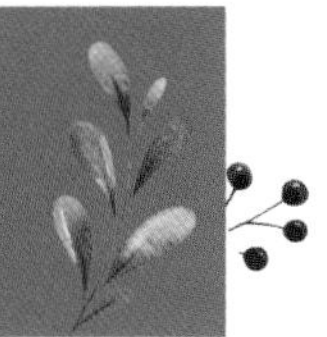

這款精油融合了熱情的黑胡椒和萊姆精油，帶給你活力綻放的感受。絲柏精油散發清新翠綠的香氣，剛好是絕佳的互補，有助於打開呼吸道，使你保持清醒。最後是佛手柑精油，讓香氣柔和一點，增添完美的柑橘類氣息。不妨隨身攜帶這款嗅吸棒，在沈悶的下午提振精神。這也可以阻止情緒性的嘴饞。

配方

1 根　塑膠滴管
6 滴　萊姆精油
4 滴　黑胡椒精油
3 滴　佛手柑精油
2 滴　絲柏精油
1 支　芳療嗅吸棒

製作方法

1. 拿起塑膠滴管，把混合好的精油滴在嗅吸棒的棉條上，滴完後，記得把蓋子鎖緊。
2. 隨身攜帶嗅吸棒，有需要就打開蓋子，緩慢嗅吸數次。

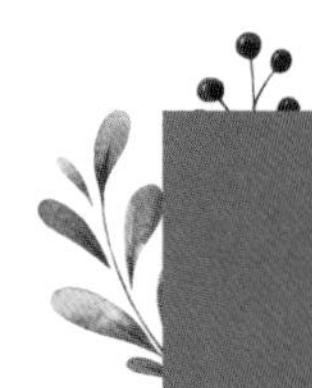

27 晨沐泡泡浴球（經典配方）

被動嗅吸　2 歲以上適用

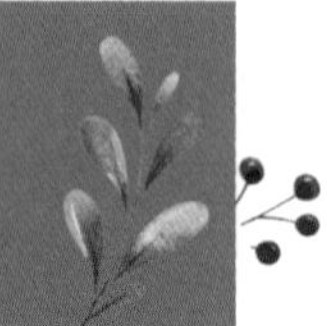

受不了日復一日的早晨嗎？你有長期壓力或過勞嗎？甜羅勒精油提神醒腦的香氣，很適合開啟全新一天的早晨。每次有人要保持專注，維持記憶力，我絕對會首推甜羅勒精油。這個配方還用了檸檬和萊姆精油，達成巧妙的平衡，帶給你元氣舒活的淋浴體驗。

配方

5ml　深色玻璃瓶
15 滴　甜羅勒精油
15 滴　檸檬精油
15 滴　萊姆精油
1 杯　小蘇打
½杯　海鹽
2 小匙　蒸餾水
你最愛的矽膠模型

製作方法

1. 拿一個玻璃瓶，調和所有精油，調製經典配方，平常放在陰涼的地方，以備不時之需。
2. 拿一個小碗，混合小蘇打和海鹽。慢慢倒入蒸餾水，直到類似濕沙的濃稠度。
3. 倒入模型乾燥定型。
4. 沐浴蒸汽香球使用前，先滴 5～7 滴經典複方精油。用剩的經典配方精油，記得保存在陰涼的地方。

孩童限定

28 搞定壞脾氣擴香

被動擴香　3 個月以上適用

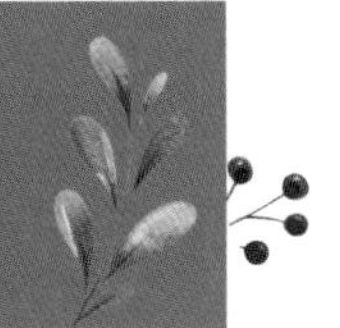

這款複方精油專為孩童設計。小孩子滿容易心情煩躁，如果無法好好表達內心的感受，或者受到過度刺激，又或者單純累了，都可能需要一些情緒支持。這個配方散發柑橘類香氣，佐以乳香精油的接地效果，絕對會擄獲小孩子的心。用他們最愛的擴香儀擴香，讓他們停止發牢騷，再度展露笑顏。

配方

4 滴　萊姆精油

3 滴　檸檬精油

2 滴　乳香精油

1 滴　甜橙精油

製作方法

依照擴香儀廠商的指示，把所有精油滴入你最愛的擴香儀。有需要再使用，記得遵照安全擴香須知。用在小孩子身上，一定要記著，少即是多。

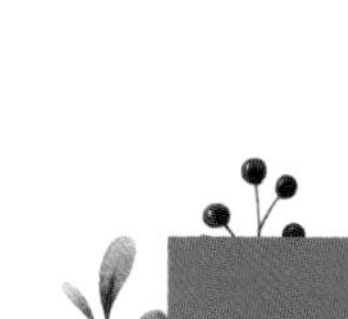

29 管住脾氣按摩油

局部塗抹　2 歲以上適用

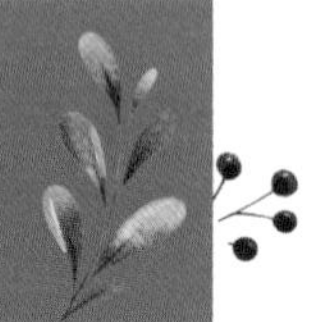

當孩子受到過度刺激，一整個煩躁不安，最需要的是父母的撫摸。這款按摩油配方很厲害，可以讓孩子瞬間恢復寧靜。快樂鼠尾草精油含有酯的成分，茉莉原精散發花香類甜美香氣，乳香、沒藥和廣藿香精油有淨化效果，讓這款複方精油超越其他配方。如果小孩子不想被撫摸，乾脆用擴香儀擴香，或者直接用在你自己身上。

配方

3 滴	快樂鼠尾草精油
3 滴	乳香精油
1 滴	茉莉原精
1 滴	沒藥精油
1 滴	廣藿香精油
30ml	葡萄籽油

製作方法

1. 在玻璃容器調和所有精油。
2. 在孩子的手臂、胸前和雙腿按摩。有需要再使用，平常就放在陰涼的地方。

30 擦乾眼淚滾珠瓶

局部塗抹　2 歲以上適用

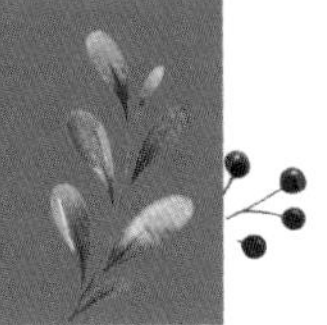

這個配方專為孩童設計，散發著溫暖可人和明亮的木質類香氣，再以甜美的柑橘類和花香類精油為基底。秘魯聖木精油只添加一點，卻能夠迎來平靜的感受，幫助孩子安靜下來。如果你的孩子遭受嘲笑或霸凌，因而自信不足或自我貶抑，不妨在他鼻子周圍塗抹這個配方，讓他盡情的嗅吸。

配方

1 根　塑膠滴管
3 滴　萊姆精油
2 滴　苦橙葉精油
1 滴　秘魯聖木精油
10ml　琥珀色或鈷藍色滾珠瓶
9ml　基底油

製作方法

1. 用滴管把所有精油加入滾珠瓶。
2. 添加基底油，裝滿整個滾珠瓶，但記得預留空間套上滾珠，以免外溢。
3. 套上滾珠，鎖緊瓶蓋。
4. 有需要再塗抹身體。

[Stress 壓力]

31 幸福個人香水

局部塗抹　2 歲以上適用

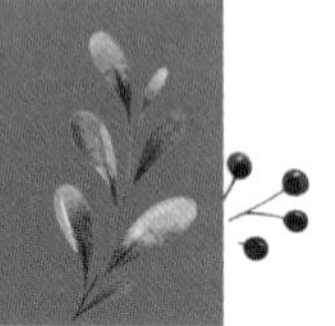

雖然這款香水可以安心用在孩子身上，但主要是為成人量身打造，特別使用浸泡過香草莢的荷荷芭油，真是太棒了！我會在出門前塗抹這款複方精油，準備好成為目光焦點。有人會覺得依蘭精油的香氣太重，但這款精油經過巧妙調配，依蘭精油完全不搶戲。

配方

3 滴	印蒿精油
3 滴	紅橘精油
1 滴	澳洲檀香精油
1 滴	依蘭精油
9 滴	普通或浸泡過香草莢的荷荷芭油

製作方法

1. 在玻璃容器調和所有精油和荷荷芭油。
2. 塗抹在頸部和手腕的穴道，按摩肌膚，平常保存在陰涼處。

祕訣

自己買香草莢泡荷荷芭油，簡單又實惠。香草可以延長精油停留在皮膚的時間。把 2 根香草莢縱切兩半，再切成小段，放入透明玻璃罐中，倒入 1 杯荷荷芭油蓋起來，靜置在溫暖的地方至少 4 週，不時搖晃。浸泡完畢之後，用棉布濾掉香草莢，把浸泡過香草莢的荷荷芭油倒入另一個瓶子保存。

32 舒緩緊繃擴香

被動嗅吸　3 個月以上適用

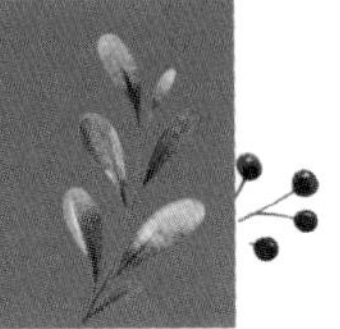

我們使用摩洛哥藍艾菊精油，通常是為了緩和季節性過敏，或者維持呼吸系統健康，但其實摩洛哥藍艾菊精油也會舒緩壓力和焦慮。這款深藍色複方精油巧妙混搭了快樂鼠尾草、薰衣草和苦橙葉精油，一來抵消摩洛哥藍艾菊的草本類香氣，二來會增強療癒效果。這款擴香配方的香氣絕妙，也可以滋養情緒。

配方

4 滴	快樂鼠尾草精油
3 滴	薰衣草精油
2 滴	摩洛哥藍艾菊精油
1 滴	苦橙葉精油

製作方法

依照擴香儀廠商的指示，把所有精油滴入你最愛的擴香儀。有需要再使用，記得遵照安全擴香須知。用在小孩子身上，一定要記著，少即是多。

33 穩定情緒擴香（經典配方）

被動嗅吸　3 個月以上適用

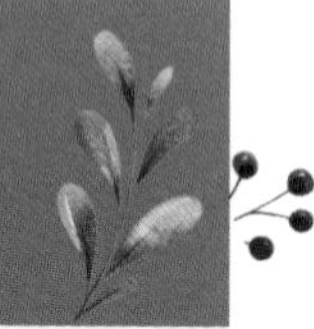

這大概是我最愛在家中使用的鎮定配方了。我總會多做一點，裝瓶備用，無論是在我家的擴香儀、嗅吸棒或泰迪熊，都可以見到它的蹤影。這款複方精油的鎮定效果無與倫比。每當你感到緊張和過勞，試試看這個擴香配方，使你徹底的放鬆和放下。

配方

5ml　深色玻璃瓶

10 滴　醒目薰衣草精油

10 滴　廣藿香精油

10 滴　紅橘精油

5 滴　南非洋甘菊精油

5 滴　橙花精油

製作方法

1. 在玻璃瓶調合所有精油，調製出經典配方，平常放在陰涼處，以備不時之需。
2. 依照擴香儀廠商的指示，把所有精油滴入你最愛的擴香儀。有需要再使用，記得遵照安全擴香須知。

34 舒壓嗅吸棒

直接嗅吸　5 歲以上適用

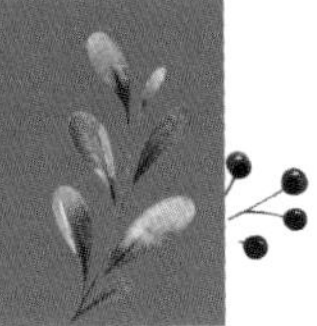

當你覺得情緒快崩潰，不妨試試看這款複方精油，使身心靈回歸寧靜和諧。這個配方包含紅橘、薰衣草和澳洲檀香精油，迎來了平靜和情緒韌性。最後加 1 滴歐白芷根精油，讓這個配方更加飽滿，找回你優雅度過難關的能力。歐白芷根精油具有光毒性，謹慎使用為妙，嗅吸比局部塗抹更佳。

配方

1 根	塑膠滴管
7 滴	紅橘精油
4 滴	薰衣草精油
3 滴	澳洲檀香精油
1 滴	歐白芷根精油
1 支	芳療嗅吸棒

製作方法

1. 拿起塑膠滴管，把混合好的精油滴在嗅吸棒的棉條上，滴完後記得把蓋子鎖緊。
2. 隨身攜帶嗅吸棒，有需要就打開蓋子，緩慢嗅吸數次。

35 放寬心沐浴鹽（經典配方）

局部塗抹　5 歲以上適用

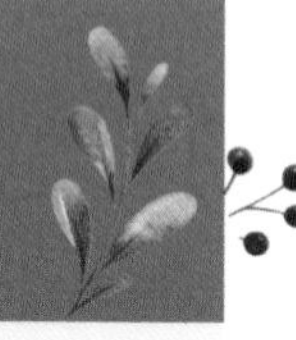

你想要在忙完一整天，好好放鬆一下嗎？我們每個人都要照顧自己，尤其是在壓力大的時候。這款絕妙的泡澡配方用了浴鹽，可以讓整顆心靜下來，安定交感神經系統。泡澡精油絕對要妥善稀釋，以免刺激皮膚，尤其是過敏性肌膚。

配方

5ml　深色玻璃瓶
15 滴　紅橘精油
15 滴　甜橙精油
5 滴　沒藥精油
5 滴　岩蘭草精油
1 大匙　基底油
1 杯　浴鹽（可有可無）
½杯　全脂椰漿（可有可無）

製作方法

1. 在玻璃瓶調合所有精油，調製經典配方，平常放在陰涼處，以備不時之需。
2. 等到要泡澡的時候，把 5～7 滴經典配方調和基底油，添加到浴鹽中，或者直接添加到泡澡水。如果你會用到椰漿，最後再倒入泡澡水中。

36 恢復寧靜嗅吸棒

直接嗅吸　5 歲以上適用

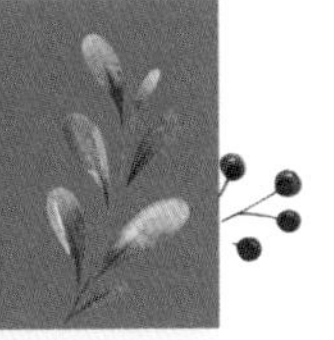

這款複方精油專為青少年和經前症候群婦女設計。快樂鼠尾草對於經前症候群極為有效，可以緩解情緒喜怒無常、頭痛和經痛。以天竺葵精油按摩，經研究證實確實會改善經前症候群，但嗅吸也有同樣的效果。印蒿、依蘭和廣藿香精油，在你最需要的時候，加強你內心的平靜。

配方

- 1 根　塑膠滴管
- 5 滴　快樂鼠尾草精油
- 5 滴　天竺葵精油
- 2 滴　印蒿精油
- 2 滴　依蘭精油
- 1 滴　廣藿香精油
- 1 支　芳療嗅吸棒

製作方法

1. 拿起塑膠滴管，把混合好的精油滴在嗅吸棒的棉條上，滴完後記得把蓋子鎖緊。
2. 隨身攜帶嗅吸棒，有需要就打開蓋子，緩慢嗅吸數次。

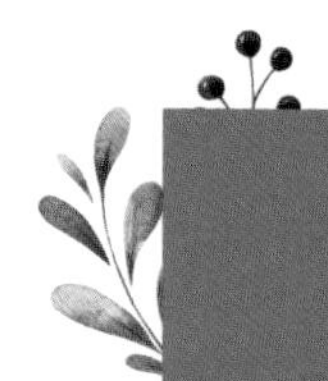

37 青春之泉擴香（經典配方）

被動嗅吸　2 歲以上適用

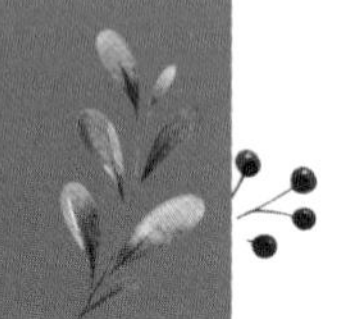

白松香精油散發濃郁的香氣，對神經系統很好，尤其是跟黑雲杉精油搭配。我挑選月桂精油，主要是看上它明亮的氣息，以及它鼓勵正向思考的特質。絲柏精油會幫助你面對巨大人生轉折，例如新工作、搬家、離婚和生病等。最後，甜橙精油任誰都會喜愛，讓這款精油變得更飽滿。

配方

1 個　5ml 深色玻璃瓶

12 滴　甜橙精油

10 滴　月桂精油

8 滴　黑雲杉精油

6 滴　絲柏精油

4 滴　白松香精油

製作方法

1. 拿一個玻璃瓶，混合所有精油，調出這款經典配方。平常放在陰涼處，以備不時之需。
2. 依照擴香儀廠商的指示，從經典配方取用你想要的份量，滴入你最愛的擴香儀中。記得遵照安全擴香須知。

孩童限定

38 怪獸退散室內噴霧

被動嗅吸　2 歲以上適用

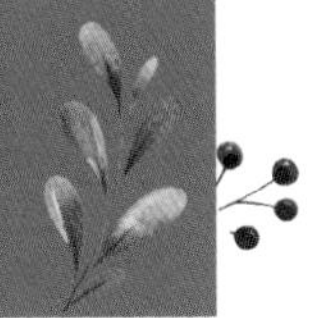

小朋友多半有分離焦慮，或者害怕床底下或櫃子裡有怪獸，所以不敢自己去睡覺。這款精油噴霧都是對孩童無害的精油，有鎮定和安心的效果。每一支精油都有溫和的鎮靜效果，無論是噴在空氣中或衣物上，小孩一下子就會快樂的入睡。

配方

3 滴	甜馬鬱蘭精油
3 滴	甜橙精油
2 滴	大西洋雪松精油
2 滴	薰衣草精油
1 滴	岩玫瑰精油
1 滴	岩蘭草精油
1 個	60ml玻璃噴霧瓶
15ml	95%酒精或香水酒精
45ml	蒸餾水

製作方法

1. 把所有精油加在玻璃噴霧瓶。
2. 添加酒精，幫助精油溶解於水。
3. 最後添加蒸餾水，加滿噴霧瓶。
4. 貼上標籤，放在陰涼的地方。

39 平靜小天使睡前泡澡沐浴鹽

局部塗抹　5 歲以上適用

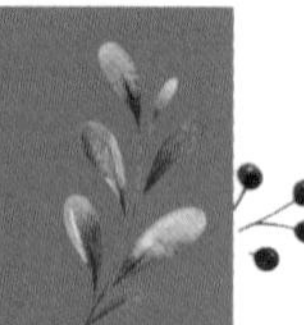

現代人行程總是滿檔，就連小朋友也免不了壓力。小孩子又要上學，又要寫功課和做運動之類的，一天結束之後仍上緊發條，說什麼也不願意上床睡覺，更糟的是失眠。如果你也有這個困擾，絕對要建立睡前泡澡習慣，讓孩子容易入睡。

配方

3 滴	南非洋甘菊精油
1 滴	芳樟精油
1 滴	甜馬鬱蘭精油
1 滴	甜橙精油
1 大匙	基底油
½杯	浴鹽（可有可無）

製作方法

1. 混合所有精油和基底油，等到要泡澡時，加入浴鹽中，或者直接加在泡澡水中。
2. 如果你的小孩年紀還小，一定要記得提醒他們三不——不可以把水吞下肚，不可以把整顆頭泡進去，不可以在水底張開眼睛，這些行為都可能刺激皮膚。小孩泡澡時，大人一定要在旁邊。

[Stress and Common Complaints 壓力和常見疾病]

疼痛

40 舒緩肌肉按摩油

局部塗抹　2 歲以上適用

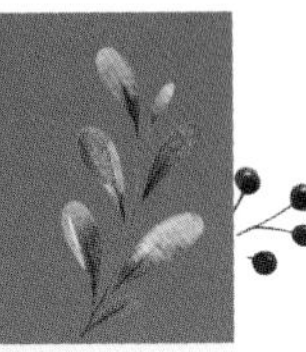

雖然這些精油可以在 2 歲以上孩童安心使用，但這其實是專為大一點的孩童和成人設計的身體按摩油。這個配方有助於消除發炎，大幅減輕肌肉關節疼痛。我建議以 1%稀釋濃度調和基底油，但你可能發現調成 2%至 3%比例，對於特定部位更為有效，反正最多不要超過 3%，以免刺激皮膚。

配方

- 3 滴　古巴香脂精油
- 2 滴　黑胡椒精油
- 2 滴　大麻精油
- 1 滴　義大利永久花精油
- 1 滴　羅馬洋甘菊精油
- 30ml　荷荷芭油

製作方法

1. 拿一個玻璃容器，調和所有精油和荷荷芭油。
2. 有需要的時候，用這款身體油按摩肌膚，平常放在陰涼的地方。

41 舒緩沐浴鹽（經典配方）

局部塗抹　5 歲以上

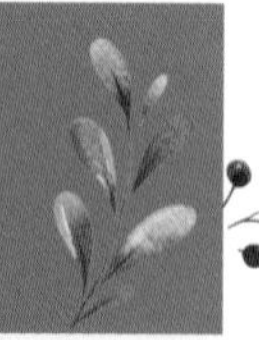

這個配方適合大一點的孩子和成人，尤其是全身痠痛時喜愛泡芳療浴的人，像我每次壓力大，身體就開始痠痛，這款複方精油總會有神奇的止痛效果。

配方

- 5ml　深色玻璃瓶
- 20 滴　醒目薰衣草精油
- 10 滴　義大利永久花精油
- 5 滴　澳洲檀香精油
- 5 滴　古巴香脂精油
- 1 大匙　葡萄籽油
- 1 杯　浴鹽
- ¼杯　小蘇打
- 1 杯　粉紅喜馬拉雅鹽

製作方法

1. 拿一個玻璃瓶，調和所有精油，調配經典配方，平常放在陰涼的地方，以備不時之需。
2. 拿一個小碗，倒入葡萄籽油。
3. 把 5～7 滴經典配方加入葡萄籽油。
4. 拿一個中碗，混合浴鹽、小蘇打和粉紅喜馬拉雅鹽。
5. 慢慢把精油倒入乾燥的材料，攪拌均勻。
6. 加入泡澡水中，盡情享受。

42 遠離壓力性疼痛身體油

局部塗抹　5 歲以上適用

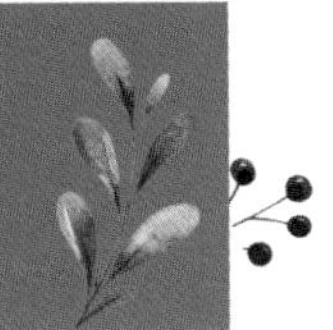

如果你的孩子正經歷生長痛，或者因為運動和過度伸展，造成肌肉疲勞，不妨用這款複方精油按摩孩子的腿。甜馬鬱蘭精油可以緩解肌肉痙攣，摩洛哥藍艾菊精油是小孩和大人都喜歡的味道，具有抗發炎的效果。這個配方還加了穗甘松精油，主要是基於我的個人經驗，我的壓力好發於肩頸，穗甘松精油剛好會鬆弛肩頸，同時放鬆我的心。

配方

3 滴	甜馬鬱蘭精油
2 滴	澳洲檀香精油
2 滴	甜橙精油
1 滴	摩洛哥藍艾菊精油
1 滴	穗甘松精油
30ml	荷荷芭油

製作方法

1. 拿一個玻璃容器，調和所有精油和荷荷芭油。
2. 有需要的時候，用這款身體油按摩肌膚，平常放在陰涼的地方。

食慾改變

43 保持良好食慾擴香

被動嗅吸　3 個月以上適用

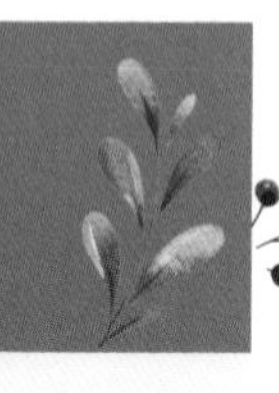

大家都會有壓力，但每個人的壓力反應不同。有的人會食慾不振，有的人會一直想吃東西，或者不餓還吃東西。情緒性進食很常見，這些精油會幫助你。下次你再嘴饞，不妨以擴香取代吃零食。

配方

3 滴　佛手柑精油

3 滴　薰衣草精油

2 滴　快樂鼠尾草精油

2 滴　乳香精油

製作方法

1. 依照擴香儀廠商的指示，把所有精油滴入你最愛的擴香儀。有需要再使用，記得遵照安全擴香須知。
2. 再不然調整滴數，滴在你隨身攜帶的芳療嗅吸棒。

44 提振食慾芳療嗅吸棒

直接嗅吸　5 歲以上適用

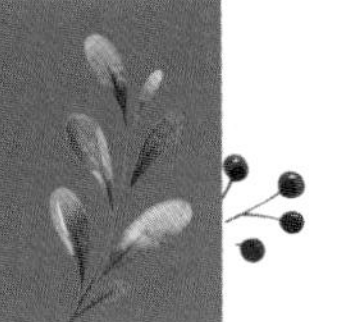

當我們面臨情境性焦慮和憂鬱，或者正在生病或處於休養期，都可能食慾不振。豆蔻精油有很多芳療用途，包括刺激食慾在內。甜橙迷人的香氣有助於鎮定心靈和腸胃，讓你更願意吃東西。羅馬洋甘菊精油向來是舒緩腸胃不適、幫助消化和維持食慾的良藥。這款複方精油的協同效果有經過證實，如果你想要健康舒適的用餐，不妨試試看這個配方。

配方

1 根	塑膠滴管
7 滴	豆蔻精油
6 滴	甜橙精油
2 滴	羅馬洋甘菊精油
1 支	芳療嗅吸棒

製作方法

1. 拿起塑膠滴管，把混合好的精油滴在嗅吸棒的棉條上，滴完後記得把蓋子鎖緊。
2. 隨身攜帶嗅吸棒，有需要就打開蓋子，緩慢嗅吸數次。

45 止嘴饞芳療嗅吸棒

直接嗅吸　5 歲以上適用

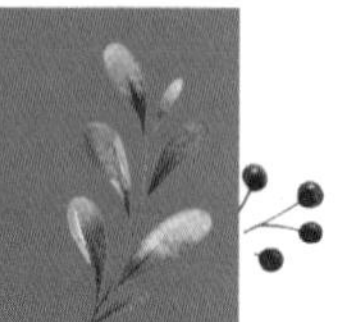

如果我們壓力大，或者感到生氣憂鬱，容易嘴饞想吃東西。研究證實葡萄柚精油可以有效克制食慾。葡萄柚會防止你吃不健康的甜食，所以有助於減重。佛手柑、古巴香脂和依蘭精油也會舒緩情緒，以免你受到情緒的召喚，忍不住去開冰箱或吃甜食。

配方

1 根	塑膠滴管
8 滴	葡萄柚精油
3 滴	佛手柑精油
3 滴	古巴香脂精油
1 滴	依蘭精油
1 支	芳療嗅吸棒

製作方法

1. 拿起塑膠滴管，把混合好的精油滴在嗅吸棒的棉條上，滴完後記得把蓋子鎖緊。
2. 隨身攜帶嗅吸棒，有需要就打開蓋子，緩慢嗅吸數次。

[消化問題]

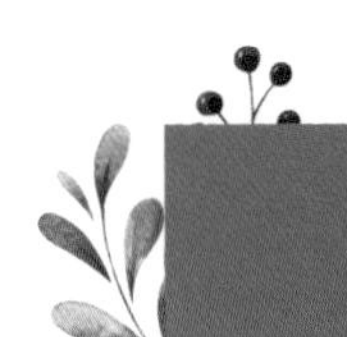

46 飲食過量腹部按摩油

直接嗅吸　2 歲以上適用，不要碰到 10 歲以下小孩的臉

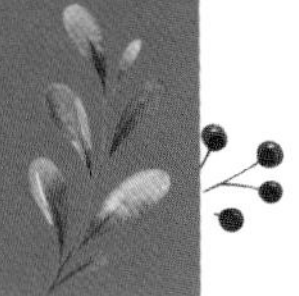

我們難免會吃太多，或者吃到不適合自己腸胃的食物。精油在這方面很有幫助。許多精油都會幫助消化，緩解胃痛和排氣，防止胃灼熱，以及改善便秘。這個配方會改善飲食過量的大部分不適症狀。

配方

3 滴　豆蔻精油
3 滴　月桂精油
2 滴　佛手柑精油
1 滴　羅馬洋甘菊精油
30ml　荷荷芭油

製作方法

1. 拿一個玻璃容器，調和所有精油和荷荷芭油。
2. 塗抹在腹部，從你的右側開始順時鐘畫圈，也可以搭配熱敷。

47 消化之火腹部按摩油

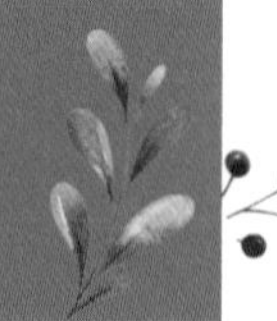

局部塗抹　2 歲以上適用，不要碰到 10 歲以下小孩的臉

這個配方類似「飲食過量腹部按摩油」（第 155 頁），只是有更強大的暖身效果。當你吃到不合胃口的東西，痛苦難耐，不妨試試看黑胡椒和豆蔻精油，有舒緩和撫慰的效果。羅馬洋甘菊精油會舒緩跟食物中毒有關的排氣和胃痛。甜橙精油可以促進消化，同時撫慰你的腸胃和心靈。

配方

3 滴	黑胡椒精油
3 滴	豆蔻精油
2 滴	甜橙精油
1 滴	羅馬洋甘菊精油
30ml	荷荷芭油

製作方法

1. 拿一個玻璃容器，調和所有精油和荷荷芭油。
2. 塗抹在腹部，從你的右側開始順時鐘畫圈，也可以搭配熱敷。

48 順著你的胃芳療嗅吸棒

直接嗅吸　5 歲以上適用

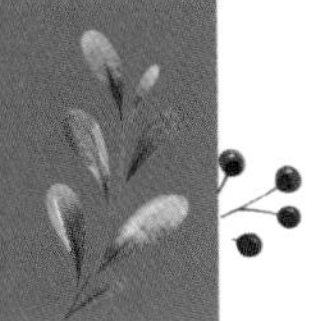

我和我兒子面對突如其來的壓力，老是會腸胃不適和反胃。養胃配方不一定只有幫助消化。這個精心調製的配方，還多了心情療癒的功效，除了兩款健胃精油，還有兩款舒壓精油。一有腸胃不適的徵兆，先讓自己舒適的坐著，專注在呼吸上，把嗅吸棒放在鼻子底下嗅吸。

配方

1 根	塑膠滴管
6 滴	佛手柑精油
4 滴	紅橘精油
3 滴	羅馬洋甘菊精油
2 滴	岩蘭草精油
1 支	芳療嗅吸棒

製作方法

1. 拿起塑膠滴管，把混合好的精油滴在嗅吸棒的棉條上，滴完後記得把蓋子鎖緊。
2. 隨身攜帶嗅吸棒，有需要就打開蓋子，緩慢嗅吸數次。

孩童限定

49 揮別肚肚憂鬱按摩油

局部塗抹　2 歲以上適用

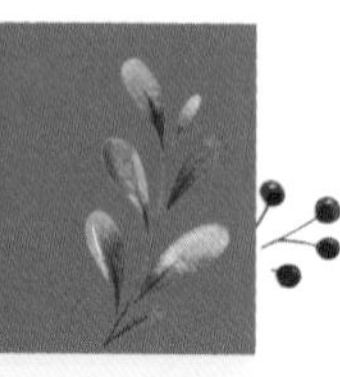

這個配方是專為小肚肚設計的。如果家長還不清楚孩子有食物不耐症，或者孩子本身有嚴重便秘，都容易腸胃不適。年紀大一點的孩子也會腸胃不適，可能是壓力和焦慮造成的。這款舒緩腸胃的配方，讓我的孩子因禍得福，我相信對你的小孩也會有幫助。塗抹在下腹部，可以鎮定腸胃，舒緩排氣的痛苦，幫助排便。直接嗅吸會舒緩神經系統。

配方

3 滴　甜馬鬱蘭精油

2 滴　薰衣草精油

2 滴　羅馬洋甘菊精油

2 滴　甜橙精油

30ml　葡萄籽油

製作方法

1. 把所有精油和葡萄籽油調和。
2. 塗抹在腹部，從你的右側開始順時鐘畫圈，也可以搭配熱敷。

50 咕嚕咕嚕叫滾珠瓶

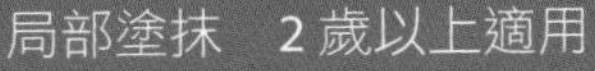

局部塗抹　2 歲以上適用

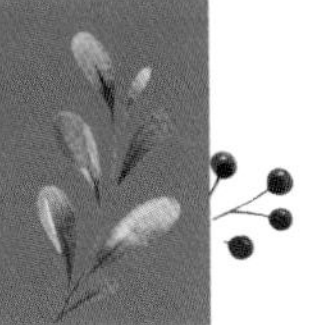

這是專為小肚肚設計的隨身配方。我每次離開家，總愛預備精油急救包，尤其是全家外出用餐的時候。如果小孩抱怨肚子痛，例如飲食過量、胃灼熱或消化不良，我們就可以現場處置，不用等到回家再說。

配方

1 根	塑膠滴管
2 滴	甜羅勒精油
2 滴	甜橙精油
1 滴	紅橘精油
1 滴	苦橙葉精油
10ml	琥珀色或鈷藍色滾珠瓶
9ml	基底油

製作方法

1. 用滴管把所有精油加入滾珠瓶。
2. 添加基底油，裝滿整個滾珠瓶，但記得預留空間套上滾珠，以免外溢。
3. 套上滾珠，鎖緊瓶蓋。
4. 有需要再塗抹身體。

[集中注意力]

51 找回專注力嗅吸棒

直接嗅吸　5 歲以上適用

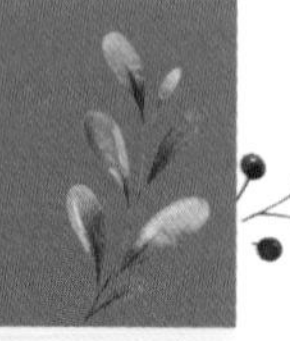

注意力不集中的原因很多，包括壓力大或焦慮、夜晚失眠、短期記憶力差、注意力缺乏、過動。凡是深受其害的人，都知道注意力不集中有多麼嚴重，有多麼令人沮喪至極，這時候使用單方精油會有幫助，不妨也試試看複方精油的效果。這個配方對很多人都管用，而且香氣絕佳。

配方

1 根	塑膠滴管
7 滴	萊姆精油
5 滴	甜羅勒精油
3 滴	岩蘭草精油
1 支	芳療嗅吸棒

製作方法

1. 拿起塑膠滴管，把混合好的精油滴在嗅吸棒的棉條上，滴完後記得把蓋子鎖緊。
2. 隨身攜帶嗅吸棒，有需要就打開蓋子，緩慢嗅吸數次。

52 腳踏實地滾珠瓶

局部塗抹　2 歲以上適用

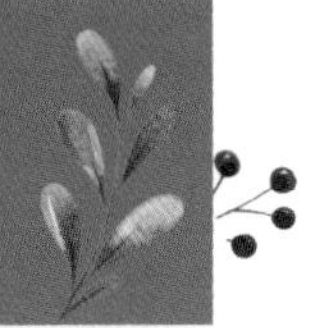

雖然這些精油都可以安心塗在 2 歲以上孩童身上，但這個滾珠瓶配方的稀釋濃度為 3%，有一點偏高，專為大一點的孩子和成人設計。這款複方精油會讓人腳踏實地，就像樹木紮根一樣，無比的專注。

配方

1 根	塑膠滴管
4 滴	絲柏精油
2 滴	南非洋甘菊精油
2 滴	大西洋雪松精油
1 滴	秘魯聖木精油
10ml	琥珀色或鈷藍色滾珠瓶
9ml	基底油

製作方法

1. 用滴管把所有精油加入滾珠瓶。
2. 添加基底油，裝滿整個滾珠瓶，但記得預留空間套上滾珠，以免外溢。
3. 套上滾珠，鎖緊瓶蓋。
4. 有需要再塗抹身體。

53 搞定怪腦袋擴香

被動嗅吸　3 個月以上適用

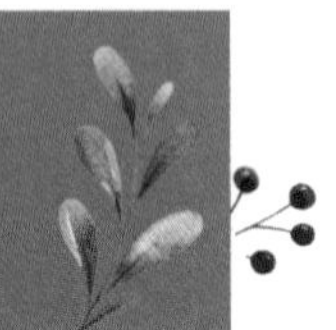

　　最後一款老少咸宜的集中注意力配方，正是搞定怪腦袋擴香配方，效果跟其他兩款不相上下。苦橙葉精油是強大的應援，緩一緩停不下來或腦力全開的腦袋。苦橙葉精油調和絲柏精油，有助於放慢思緒，再加上萊姆和葡萄柚精油，會提神醒腦和清理能量場，敞開人體的竇口，讓腦袋吸入更多氧氣，順利完成你手上的工作。

配方

4 滴　萊姆精油

3 滴　葡萄柚精油

2 滴　苦橙葉精油

1 滴　絲柏精油

製作方法

依照擴香儀廠商的指示，把所有精油滴入你最愛的擴香儀。有需要再使用，記得遵照安全擴香須知。

孩童限定

54 寫功課時間擴香

被動嗅吸　3 個月以上

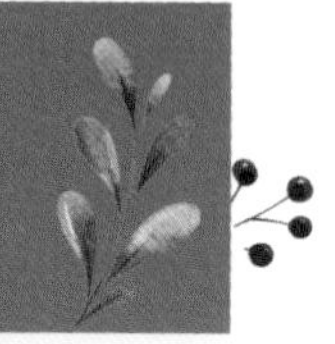

如果你的孩子寫功課老是拖拖拉拉，絕對要使用這款複方精油，趁孩子坐下來寫功課時，集中孩子的注意力，舒緩他們煩悶的心情。岩蘭草是集中注意力的必推精油，極為有效。這個配方的每一款精油，都有各自的強項，所以是超靈驗的配方。

配方

4 滴　萊姆精油

2 滴　薰衣草精油

2 滴　粉紅胡椒精油

1 滴　苦橙葉精油

1 滴　岩蘭草精油

製作方法

依照擴香儀廠商的指示，把所有精油滴入你最愛的擴香儀。有需要再使用，記得遵照安全擴香須知。

[頭痛]

55 舒壓按摩油

局部塗抹　2 歲以上適用

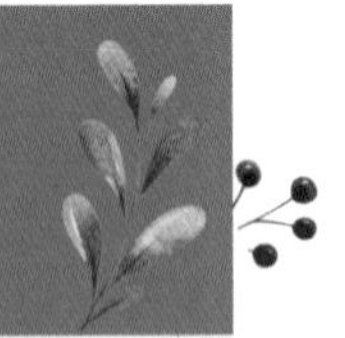

一般來說，如果你不清楚頭痛的原因，很難用精油緩解頭痛，對症下藥，而這個配方就是專門處理緊張和壓力所造成的頭痛。用這款複方精油按摩肩頸，可以舒緩緊繃的肌肉和緊張性頭痛。如果你的肩膀緊繃或姿勢不良，用了這款按摩油，絕對會有改善。

配方

4 滴	薰衣草精油
2 滴	甜馬鬱蘭精油
2 滴	甜羅勒精油
1 滴	羅馬洋甘菊精油
30ml	荷荷芭油

製作方法

1. 拿一個玻璃容器，調和所有精油和荷荷芭油。
2. 用這款精油按摩肩頸，也可以搭配熱敷。有需要再拿出來使用，平常放在陰涼處。

56 紓解緊繃滾珠瓶

局部塗抹　2 歲以上適用

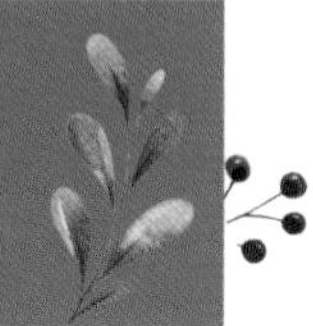

雖然這些精油可以安心塗抹在 2 歲以上孩童身上，但這個滾珠瓶配方的稀釋濃度為 3%，有一點偏高，專為大一點的孩子和成人設計。這款特殊的複方精油專治緊張性頭痛，集中在前額的頭痛，以及叢集性頭痛，在肩頸和太陽穴按摩（記得避開眼睛）會有幫助。如果壓力會觸發你頭痛，不妨試試看這款具有鎮定和鎮痙效果的配方。

配方

1 根	塑膠滴管
3 滴	乳香精油
2 滴	佛手柑精油
2 滴	古巴香脂精油
2 滴	薰衣草精油
10ml	琥珀色或鈷藍色滾珠瓶
30ml	荷荷芭油

製作方法

1. 用滴管把所有精油加入滾珠瓶。
2. 添加荷荷芭油，裝滿整個滾珠瓶，但記得預留空間套上滾珠，以免外溢。
3. 套上滾珠，鎖緊瓶蓋。
4. 有需要再塗抹身體。

57 維持荷爾蒙平衡嗅吸棒

直接嗅吸　5 歲以上適用

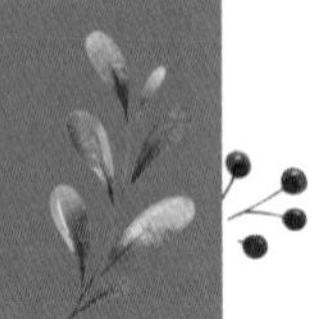

這個舒緩頭痛的配方，專為青春期女孩和所有婦女而設計。荷爾蒙波動會導致經前症候群或更年期症狀，頭痛是家常便飯。快樂鼠尾草和天竺葵精油會緩和荷爾蒙波動。這個配方直接嗅吸後，會防止荷爾蒙變化所造成的頭痛，不然也可以擴香或泡芳療浴，會舒緩許多荷爾蒙症狀，讓你一夜安眠，恢復體力。

配方

1 根	塑膠滴管
6 滴	佛手柑精油
5 滴	快樂鼠尾草精油
3 滴	天竺葵精油
1 滴	義大利永久花精油
1 支	芳療嗅吸棒

製作方法

1. 拿起塑膠滴管，把混合好的精油滴在嗅吸棒的棉條上，滴完後記得把蓋子鎖緊。
2. 隨身攜帶嗅吸棒，有需要就打開蓋子，緩慢嗅吸數次。

孩童限定

58 脖子硬梆梆按摩油

局部塗抹　2 歲以上適用

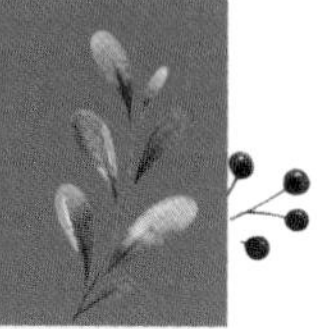

這個配方的名字很有趣，專為你的心頭肉量身打造。小孩子經常過度使用肌肉，不管是運動或生長痛的緣故。像我大兒子姿勢不良，肩膀會緊繃氣結，還好有這款按摩油，可以搓揉他想要舒緩的部位，再以熱敷袋或電熱墊溫敷。

配方

4 滴	薰衣草精油
2 滴	羅馬洋甘菊精油
2 滴	甜馬鬱蘭精油
1 滴	天竺葵精油
30ml	荷荷芭油

製作方法

1. 拿一個玻璃容器，調和所有精油和荷荷芭油。
2. 用這款精油按摩肩頸，也可以搭配熱敷。有需要再拿出來使用，平常放在陰涼處。

59 甩掉頭痛滾珠瓶

局部塗抹　2 歲以上適用

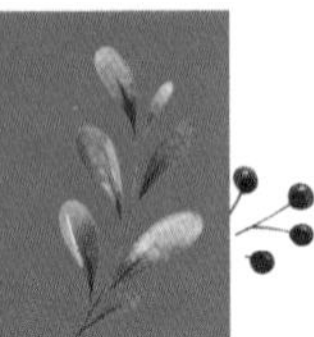

這個配方是我大兒子的救星，他經歷生長痛的時候，老是抱怨頭痛。薰衣草精油會讓人放鬆，舒緩壓力，對於一半以上的頭痛都有效。羅馬洋甘菊精油有類似的效果，也很適合抗發炎，有助於緩解各種壓力源。乳香精油也會舒緩各種疼痛。

配方

1 根	塑膠滴管
2 滴	薰衣草精油
2 滴	羅馬洋甘菊精油
1 滴	甜馬鬱蘭精油
1 滴	乳香精油
10ml	琥珀色或鈷藍色滾珠瓶
9ml	基底油

製作方法

1. 用滴管把所有精油加入滾珠瓶。
2. 添加基底油，裝滿整個滾珠瓶，但記得預留空間套上滾珠，以免外溢。
3. 套上滾珠，鎖緊瓶蓋。
4. 有需要再塗抹身體。

[失眠]

60 幸福安眠擴香

被動嗅吸　3 個月以上適用

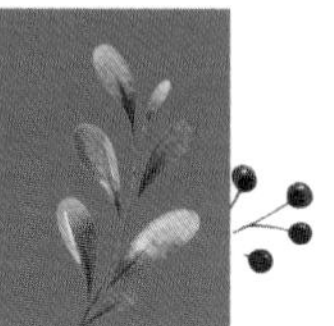

大家失眠的原因都不太一樣。這幾支精油確實有安眠效果，所以這個配方會讓人放鬆，幫助入睡。雖然這幾支精油的酯類或芳樟醇含量不高，卻有幸福安眠的效果。不妨趁睡前擴香 30 分鐘，在臥室營造舒眠的氣氛。

配方

4 滴	紅橘精油
2 滴	印度岩蘭草精油
2 滴	澳洲檀香精油
1 滴	穗甘松精油
1 滴	茉莉原精

製作方法

依照擴香儀廠商的指示，把所有精油滴入你最愛的擴香儀。有需要再使用，記得遵照安全擴香須知。

61 深層睡眠按摩油

局部塗抹　2 歲以上適用

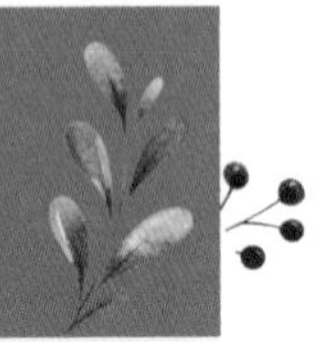

大部分成功的睡眠模式，都要花時間讓自己放鬆下來，不管是睡前 30 分鐘關閉電子用品，或是使用這款按摩油，都會加速入睡。這個配方富含酯類、芳樟醇和乙酸沉香醇，可以放鬆身體和鎮定心靈。研究證實家長或照顧者溫柔的撫摸，對孩子也有舒眠效果，如果再搭配這些精油下去按摩，孩子絕對會一夜好眠。

配方

5 滴	薰衣草精油
2 滴	芳樟精油
1 滴	苦橙葉精油
1 滴	羅馬洋甘菊精油
30ml	葡萄籽油

製作方法

1. 拿一個玻璃容器，把所有精油調合葡萄籽油。
2. 按摩手臂、胸部和腿部。有需要再拿出來使用，平常放在陰涼的地方。

62 關掉開關擴香

被動嗅吸　3 個月以上適用

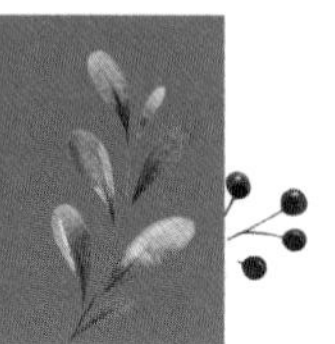

2018 年有一份研究顯示，每 4 個美國人就有 1 個人，人生中曾經深受失眠所苦，而且這個數字仍在持續增加中。我個人認為，有一個可能的原因是無法關閉焦慮和恐懼。失眠可能是暫時的，也可能是長期的，對全身上下都有損害。睡前使用精油，有助於彌補大家嚴重缺乏的睡眠。你也來試試看這個配方吧！

配方

5 滴　佛手柑精油

2 滴　乳香精油

2 滴　沒藥精油

1 滴　天竺葵精油

製作方法

依照擴香儀廠商的指示，把所有精油滴入你最愛的擴香儀。有需要再使用，記得遵照安全擴香須知。

孩童限定

63 一夜美夢擴香

被動嗅吸　3 個月以上適用

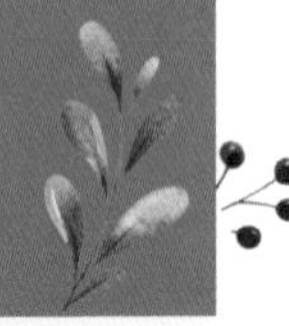

一夜美夢擴香配方專為孩童設計，只要依照這本書建議的安全擴香須知，便可以在 3 個月以上的孩子身上安心使用。Stillpoint Aromatics 芳療師維吉尼亞・穆薩基奧（Virginia Musacchio）認為，芳枸葉精油「有助於調和心理和情緒問題，緩解壓力、焦慮、憂鬱、怒氣和失眠。」我向 Stillpoint Aromatics 購買人生第一瓶芳枸葉精油，從此以後都會添加在舒眠配方。有了這款複方精油，孩子會立即入睡，最好在夜晚睡前開始擴香。

配方

4 滴	薰衣草精油
3 滴	芳枸葉精油
2 滴	紅橘精油
1 滴	穗甘松精油

製作方法

依照擴香儀廠商的指示，把所有精油滴入你最愛的擴香儀。有需要再使用，記得遵照安全擴香須知。

64 睡眠惺忪枕頭噴霧

被動嗅吸　2 歲以上適用

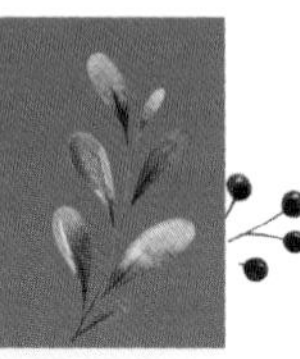

芳香噴霧是擴香儀的最佳替代品。如果你的孩子比較大了，甚至可以讓他們自己噴在衣服和枕頭上，你在旁邊看著就行，讓他們感覺自己有行動能力，可以緩解胡思亂想、憂慮或恐懼所造成的失眠。這個配方的香氣棒極了，讓孩子安心進入夢鄉。

配方

7 滴	甜橙精油
2 滴	大西洋雪松精油
2 滴	依蘭精油
1 滴	羅馬洋甘菊精油
1 個	60ml玻璃噴霧瓶
15ml	95%酒精或香水酒精
45ml	蒸餾水

製作方法

1. 把所有精油倒入玻璃噴霧瓶。
2. 倒入酒精。
3. 最後用蒸餾水加滿噴霧瓶。
4. 貼上標籤，放在陰涼的地方。

65 舒適安逸擴香

被動嗅吸　3 個月以上適用

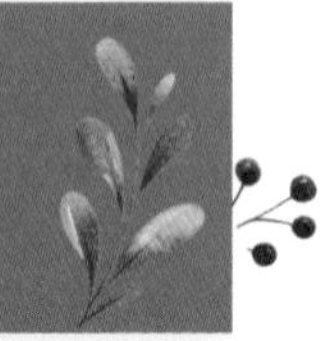

小孩子隨時都可能失眠，大人也是如此。精油格外有助於安眠，無論是薰衣草或芳樟精油，都富含芳樟醇的成分，這是溫和有效的鎮靜劑。羅馬洋甘菊富含醇類，會帶來深層的平靜和安心的感覺。乳香精油為這個配方增添甜美氣息，本身就有鎮定效果，避免胡思亂想。這四種精油的協同效果極為明顯，香氣也很怡人。

配方

5 滴	薰衣草精油
2 滴	乳香精油
2 滴	羅馬洋甘菊精油
1 滴	芳樟精油

製作方法

依照擴香儀廠商的指示，把所有精油滴入你最愛的擴香儀。有需要再使用，記得遵照安全擴香須知。

[性慾低落]

66 約會夜按摩油

局部塗抹　成人專用

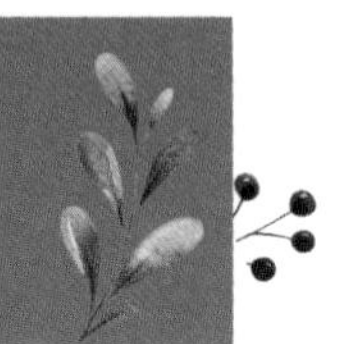

這些精油都可以安心塗抹在 2 歲以上孩童身上，但這款按摩油是專為成人設計的。性慾低落是很現實的問題，就連壓力這種小事情，也可能影響性慾。這款按摩油有助於放鬆和增加親密感，同時紓解壓力和刺激性慾。

配方

5 滴	甜橙精油
2 滴	印蒿精油
1 滴	茉莉原精
1 滴	澳洲檀香精油
30ml	普通或浸泡過香草莢的荷荷芭油（作法見第 140 頁）

製作方法

1. 在玻璃容器調合所有精油和荷荷芭油。
2. 調整自己的心情，為你的另一半按摩，單純是為了加深彼此的連結，不要有其他期待。有需要再拿出來使用，平常放在陰涼的地方。

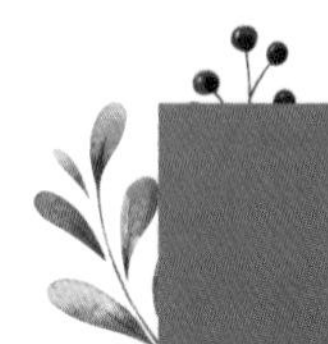

67 擁抱女性魅力沐浴鹽（經典配方）

局部塗抹　成人專用

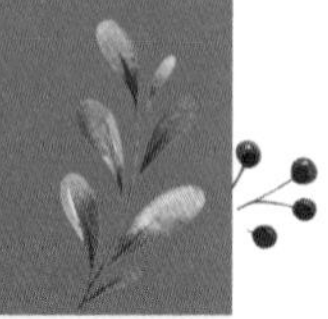

這個精油沐浴配方專門提振女性的性慾。我鼓勵女性盡量跟自己的女性魅力連結，擁抱它、滋養它、享受它。無論是性感、女性魅力或女人味，都跟自我、自我覺察和自我發展有關，這款複方精油會鼓勵你跟你女性的自我連結。

配方

5ml	深色玻璃瓶
20 滴	甜橙精油
8 滴	義大利永久花精油
7 滴	奧圖玫瑰精油
5 滴	廣藿香精油
1 大匙	基底油
1 杯	浴鹽（可有可無）
½杯	全脂椰漿（可有可無）

製作方法

1. 在玻璃瓶調合所有精油，調製這個經典配方，平常放在陰涼的地方，以備不時之需。
2. 等到要泡澡的時候，把 5～7 滴經典配方調和基底油，添加到浴鹽中，或者直接添加到泡澡水。如果你會用到椰漿，最後再倒入泡澡水中。

68 性慾高漲擴香

被動嗅吸　成人專用

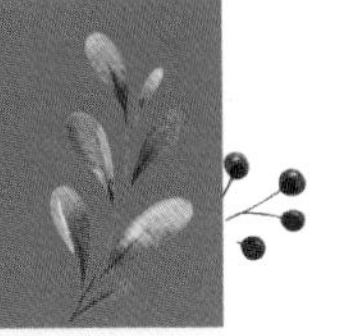

雖然這些精油適合 3 個月以上的嬰孩嗅吸，但這個配方是專為成人設計的。澳洲檀香精油在我心中排名前五名，我添加澳洲檀香精油，主要是考慮到男性，澳洲檀香精油對男性有催情效果。至於茉莉原精鬱熱的氣息，特別適合刺激性慾，有時候就是需要一點點醉人的香氣。最後，橙花精油會鎮定神經系統，讓我們更有性致。

配方

5 滴　澳洲檀香精油

2 滴　橙花精油

2 滴　茉莉原精

1 滴　依蘭精油

製作方法

依照擴香儀廠商的指示，把所有精油滴入你最愛的擴香儀。有需要再使用，記得遵照安全擴香須知。

[壓力大身體出狀況]

69 殺菌專用清潔劑

被動嗅吸　居家清潔適用

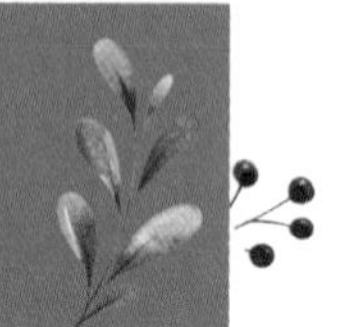

這個精油配方的稀釋濃度比較高，有助於清潔那硬表面，清除空氣中惱人的微生物。大家都希望家裡不要用有毒的化學清潔劑，還好精油就可以清潔硬表面，殺死細菌，讓居家環境變得更安全。

配方

20 滴	檸檬精油
20 滴	萊姆精油
12 滴	絲柏精油
10 滴	西伯利亞冷杉精油
10 滴	薰衣草精油
1 個	120ml玻璃噴霧瓶
60ml	95%酒精或香水酒精
50ml	蒸餾水

製作方法

1. 把所有精油加入玻璃噴霧瓶。
2. 加入酒精，混合均勻。
3. 最後用蒸餾水加滿噴霧瓶。
4. 貼上標籤，放在陰涼的地方。
5. 噴在硬表面上，讓清潔劑靜置 10 分鐘，再擦拭乾淨。

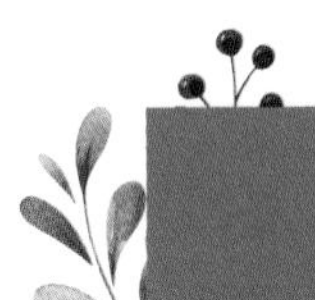

70 增強免疫力擴香（經典配方）

被動嗅吸　3 個月以上適用

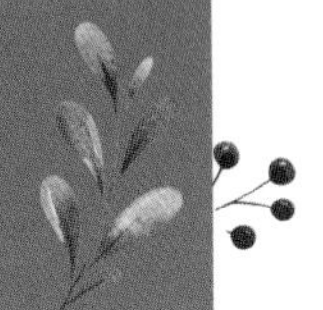

如果家裡有人生病了，在家中或辦公室擴香這個抗菌配方，可以快速清除病菌，避免病菌進一步傳播。凡是 3 個月以上孩童，皆可安心使用，立即見效。這有別於市面上流行的抗菌精油，絕對不會有危險的交互作用。試試看這個擴香配方，增強你的免疫力！

配方

5ml　深色玻璃瓶

10 滴　檸檬精油

10 滴　月桂精油

10 滴　甜橙精油

5 滴　佛手柑精油

5 滴　甜馬鬱蘭精油

製作方法

1. 拿一個玻璃瓶，調和所有精油，調製出這款經典配方，平常放在陰涼的地方，以備不時之需。
2. 依照擴香儀廠商的指示，把所有精油滴入你最愛的擴香儀。有需要再使用，記得遵照安全擴香須知。

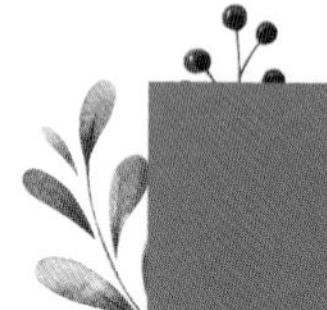

71 休養復原擴香

被動嗅吸　3 個月以上適用

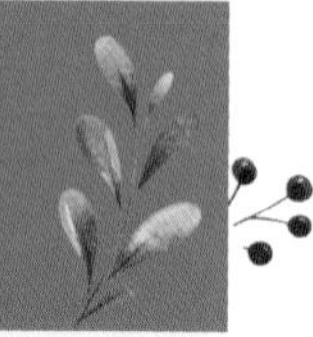

每一支精油都有深藏不漏的功效。雖然有些精油不是免疫力的首選精油，但仍有顯著的滋養效果。比方壓力大的時候，整個人精疲力盡，很容易生病，這時候好好舒壓一下，當然不容易生病。如果你知道壓力會持續一段時間，絕對要多照顧自己，盡量多擴香，還要多休息。

配方

4 滴　薰衣草精油
3 滴　甜橙精油
2 滴　佛陀木精油
1 滴　澳洲檀香精油

製作方法

依照擴香儀廠商的指示，把所有精油滴入你最愛的擴香儀。有需要再使用，記得遵照安全擴香須知。

孩童限定

72 守護者擴香（經典配方）

被動嗅吸　3 個月以上適用

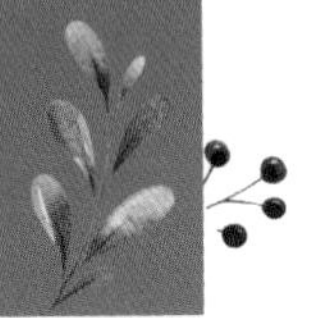

如果你的小孩生病了，可能要透過情緒支持來提升免疫力，比方我自己的小孩，每一個生病的反應都不同，有的小孩想要舒適和獨處，有的小孩需要媽媽陪在身邊。我們家擴香這個配方，會讓孩子感到舒適、安全和受到支持。

配方

5ml	深色玻璃瓶
15 滴	西伯利亞冷杉精油
10 滴	乳香精油
10 滴	甜橙精油
7 滴	粉紅胡椒精油
3 滴	大西洋雪松精油

製作方法

1. 拿一個玻璃瓶，調和所有精油，調製出這款經典配方，平常放在陰涼的地方，以備不時之需。
2. 依照擴香儀廠商的指示，把所有精油滴入你最愛的擴香儀。有需要再使用，記得遵照安全擴香須知。

[創傷後壓力症候群／創傷]

73 打破輪迴擴香

被動嗅吸　3 個月以上適用

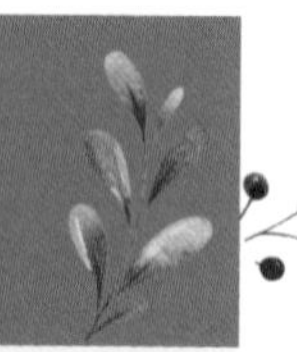

曾經受過創傷，有創傷後壓力症候群的人，格外需要支持，而且每個人的症狀不一。驚嚇、創傷和副交感神經系統互為關聯，所以這幾支精油不僅滋養身體，也會保持心情穩定，讓心靈柔軟敞開，維持神經系統健全。如果你正陷於創傷無法自拔，永遠要記得，你不是孤獨一個人，請開口向別人求助。

配方

4 滴	岩玫瑰精油
3 滴	義大利永久花精油
2 滴	乳香精油
1 滴	奧圖玫瑰精油

製作方法

依照擴香儀廠商的指示，把所有精油滴入你最愛的擴香儀。有需要再使用，記得遵照安全擴香須知。

74 正向思考嗅吸棒

直接嗅吸　5 歲以上適用

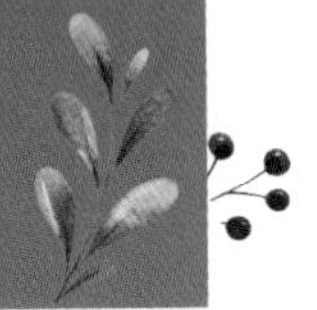

凡是正在處理創傷，面對創傷後壓力症候群的人，絕對要隨身攜帶嗅吸棒，否則觸發創傷記憶的情境無所不在。如果你的創傷會觸怒你，需要平撫怒氣，不妨試試看西洋蓍草精油，你會更健康正面的表達憤怒。義大利永久花精油會給你勇氣，讓你相信自己可以面對人生任何遭遇。

配方

1 根	塑膠滴管
5 滴	西洋蓍草精油
4 滴	佛手柑精油
4 滴	萊姆精油
2 滴	義大利永久花精油
1 支	芳療嗅吸棒

製作方法

1. 拿起塑膠滴管，把混合好的精油滴在嗅吸棒的棉條上，滴完後記得把蓋子鎖緊。
2. 隨身攜帶嗅吸棒，有需要就打開蓋子，緩慢嗅吸數次。

75 休息消化恩膏油

局部塗抹　2 歲以上適用

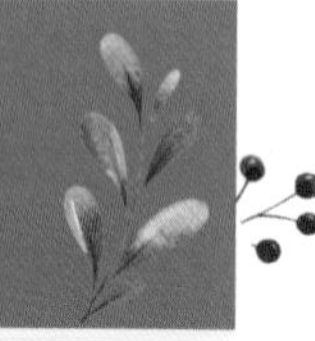

創傷後壓力症候群主要有幾種情緒表達，包括做惡夢、驚惶失措和長期焦慮。不管是你或你所愛的人有這些症狀，都必須尋求治療，往後才會過著幸福的人生。我建議在每天出門前或睡前使用這款恩膏油，你會感覺自己受到保護，一邊睡覺，一邊也在療癒。

配方

4 滴　薰衣草精油

2 滴　快樂鼠尾草精油

2 滴　歐白芷根精油

1 滴　天竺葵精油

30ml　荷荷芭油

製作方法

1. 拿一個玻璃容器，調和所有精油和荷荷芭油。
2. 有需要的時候，用恩膏油塗抹脈輪，深深的嗅吸。平常放在陰涼的地方。

[季節性抑鬱症]

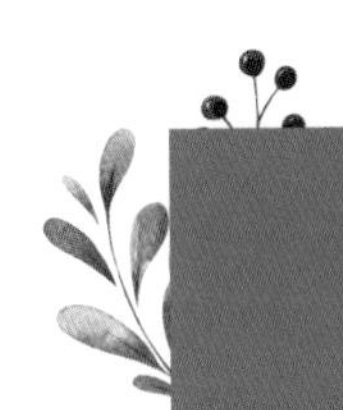

76 一線希望擴香

被動嗅吸　3 個月以上適用

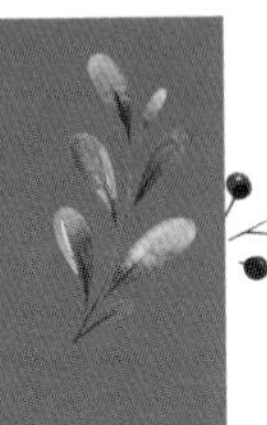

季節性抑鬱症是北半球常見的情緒失調症。越往北走，冬天的陽光越少，這時候就需要光照治療，多攝取維生素 D，以及多使用精油，其中柑橘類精油是目前為止經過研究證實，最有效對抗憂鬱和情緒狀態變化的精油。一次直接嗅吸多款柑橘類精油，可以讓心情變好，對於季節性抑鬱症大有幫助。這個配方是我心目中的首選。

配方

4 滴　檸檬精油

3 滴　紅橘精油

2 滴　佛手柑精油

1 滴　茉莉原精

製作方法

依照擴香儀廠商的指示，把所有精油滴入你最愛的擴香儀。有需要再使用，記得遵照安全擴香須知。

77 冬季安眠擴香

被動嗅吸　3 個月以上適用

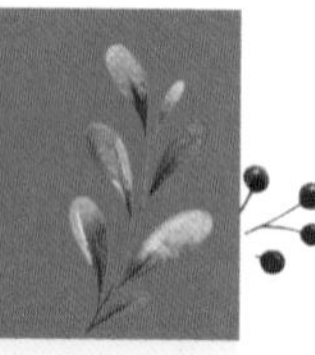

2016 年研究證實，光照療法結合精油嗅吸，對於季節性抑鬱症的療效，比單一療法更好，不僅會降血壓和心率，心情也會整體變好。當你準備迎接新的一天，不妨試試看這個擴香配方，對全家人都有好處。

配方

- 4 滴　佛手柑精油
- 3 滴　粉紅胡椒精油
- 2 滴　薰衣草精油
- 1 滴　苦橙葉精油

製作方法

依照擴香儀廠商的指示，把所有精油滴入你最愛的擴香儀。有需要再使用，記得遵照安全擴香須知。

78 期待春天到來芳療嗅吸棒

直接嗅吸　5 歲以上適用

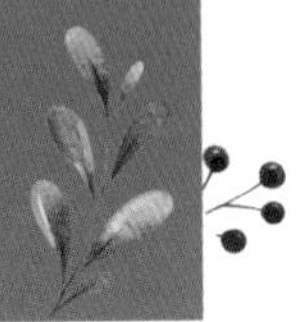

羅馬洋甘菊精油有強大的鎮定效果，經過研究證實，對於治療廣泛性焦慮症有幫助，廣泛性焦慮症通常是季節性抑鬱症造成的。雖然羅馬洋甘菊的效果只有中輕度，但如果跟柑橘類精油調和產生協同效果，就會有明顯的差別。隨身攜帶這款嗅吸棒，隨時隨地都可以提振心情。

配方

5 根	塑膠滴管
6 滴	甜橙精油
3 滴	紅橘精油
3 滴	甜馬鬱蘭精油
2 滴	羅馬洋甘菊精油
1 滴	岩蘭草精油
1 支	芳療嗅吸棒

製作方法

1. 拿起塑膠滴管，把混合好的精油滴在嗅吸棒的棉條上，滴完後記得把蓋子鎖緊。
2. 隨身攜帶嗅吸棒，有需要就打開蓋子，緩慢嗅吸數次。

[冥想／瑜伽]

79 平靜深呼吸擴香

被動嗅吸　3 個月以上適用

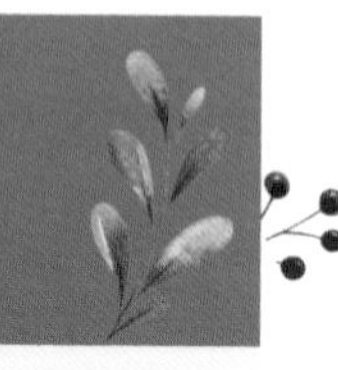

平靜深呼吸擴香配方在你忐忑不安的時候，幫助你恢復平靜。南非洋甘菊精油會帶領你回歸平衡，再度吸飽足夠的氧氣。佛陀木精油搭配南非洋甘菊，在你漂浮不定而焦慮的時候，幫助你連結大地之母。最後是薰衣草精油，加上一點摩洛哥藍艾菊精油，具有保護和提振的效果。每當你感到恐慌，不妨試試看這個配方，或者當你預知自己會遇上心煩意亂的事情，先用這個配方保護自己。

配方

4 滴　南非洋甘菊精油

3 滴　薰衣草精油

2 滴　佛陀木精油

1 滴　摩洛哥藍艾菊精油

製作方法

依照擴香儀廠商的指示，把所有精油滴入你最愛的擴香儀。有需要再使用，記得遵照安全擴香須知。

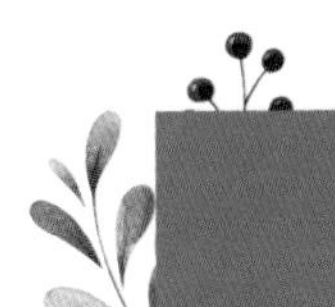

80 回歸內在平靜擴香（經典配方）

被動嗅吸　3 個月以上適用

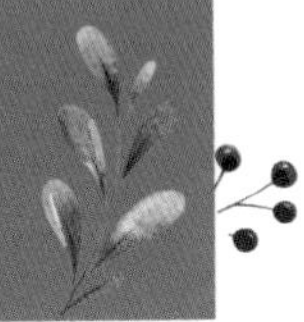

這個配方把焦點放在欖香脂精油，強調其檸檬類、辛香類、溫熱型的香氣，以及欖香脂令人感到安心，跟自我和環境融合為一的功效。此外，我特別添加豆蔻和甜橙精油，讓這款美妙的複方精油更為圓融，適合在自我照顧儀式使用，例如寫日記、做瑜伽、冥想或泡澡。

配方

5ml　玻璃瓶

10 滴　豆蔻精油

10 滴　甜橙精油

10 滴　欖香脂精油

5 滴　印度岩蘭草精油

5 滴　澳洲檀香精油

製作方法

1. 拿一個玻璃瓶，調和所有精油，調製出經典配方，平常放在陰涼處，以備不時之需。
2. 依照擴香儀廠商的指示，把所有精油滴入你最愛的擴香儀。有需要再使用，記得遵照安全擴香須知。

81 靈性覺醒擴香

被動嗅吸　3 個月以上適用

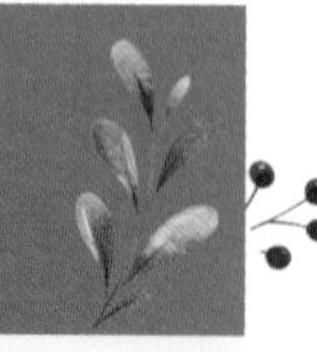

你覺得你正要突破自我極限嗎？你是否曾經努力自我提升，感覺自己快要開悟和覺醒呢？順應這些感受，相信一切都是真的。這個擴香配方會鼓勵你堅守自己的真理，實現你自己的力量。這款複方精油強大的提振和支持效果，絕對讓你充滿正能量，相信現在就是你該付諸行動的時刻。

配方

4 滴　佛手柑精油

3 滴　岩玫瑰精油

2 滴　沒藥精油

1 滴　橙花精油

製作方法

依照擴香儀廠商的指示，把所有精油滴入你最愛的擴香儀。有需要再使用，記得遵照安全擴香須知。

[保護配方]

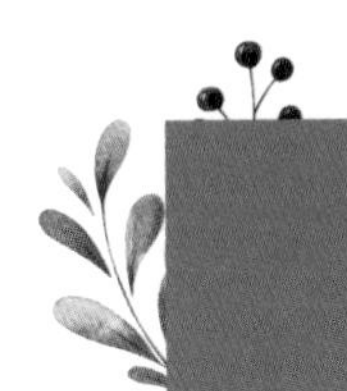

82 清楚表達嗅吸棒

被動嗅吸　5 歲以上適用

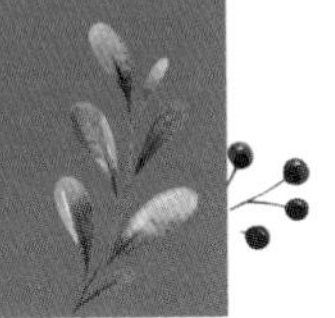

這款芳療嗅吸棒配方，可以提振心情和提神醒腦，同時還有紮根的效果，很適合深受誤解和煩躁不安的時候使用。這包含幾款木質類精油，讓我們一邊自我成長，一邊穩穩紮根。當你需要進行善意而慈悲的溝通，不妨試試看這個配方，你將會清楚表達個人的想法和感受。勇敢說出你真實的想法，堅定你的決心，邁向療癒的下一步。

配方

1 根	塑膠滴管
8 滴	萊姆精油
3 滴	絲柏精油
3 滴	黑雲杉精油
1 滴	西伯利亞冷杉精油
1 支	芳療嗅吸棒

製作方法

1. 拿起塑膠滴管，把混合好的精油滴在嗅吸棒的棉條上，滴完後記得把蓋子鎖緊。
2. 隨身攜帶嗅吸棒，有需要就打開蓋子，緩慢嗅吸數次。

83 內心聖殿香水

局部塗抹　2 歲以上適用

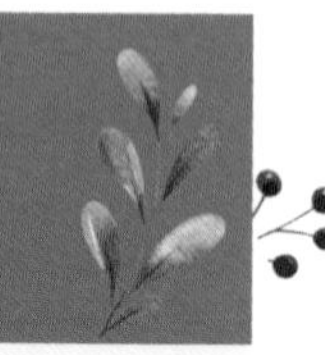

這款獨特的香水以荷荷芭油為基底，無論你身在何處，都會有回到內心聖殿的感受。大西洋雪松精油是最大的亮點，有發揮耐力、力量和韌性的效果，永遠記住這款神奇精油帶給你的堅強感受。最後添加茉莉和依蘭精油，挫了大西洋雪松和岩蘭草精油的銳氣，並且增添醉人的撲鼻花香。

配方

4 滴	大西洋雪松精油
2 滴	茉莉原精
2 滴	岩蘭草精油
1 滴	依蘭精油
9 滴	普通或浸泡過香草莢的荷荷芭油（作法見140 頁）

製作方法

1. 在玻璃容器調和所有精油和荷荷芭油。
2. 塗抹在頸部和手腕的穴道，按摩肌膚。平常放在陰涼的地方。

84 淨化能量擴香

局部塗抹　3 個月以上適用

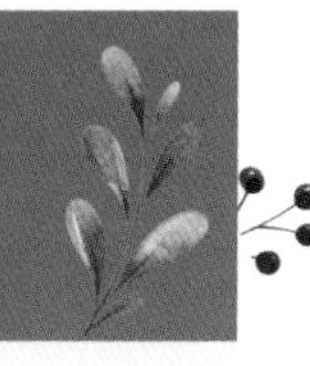

這些精油都可以安心使用在 3 個月以上孩童身上，但這個提神醒腦的配方其實是專為大一點的孩子和成人設計，可以舒緩焦慮。乳香精油大概是裡面最能保護能量場的精油，香氣甜美輕盈。秘魯聖木精油會在情感空間引導你，穿越別人滿滿的負面能量。玫瑰精油也會保護你，讓你的心保持遼闊而堅強。

配方

- 5 滴　乳香精油
- 2 滴　沒藥精油
- 2 滴　秘魯聖木精油
- 1 滴　奧圖玫瑰精油

製作方法

依照擴香儀廠商的指示，把所有精油滴入你最愛的擴香儀。有需要再使用，記得遵照安全擴香須知。再不然調整滴數，滴在你隨身攜帶的芳療嗅吸棒。

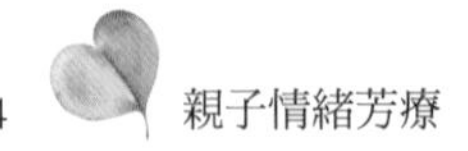

[自我照顧聖殿]

85 找回喘息機會泡澡沐浴鹽

芳療浴　5 歲以上適用

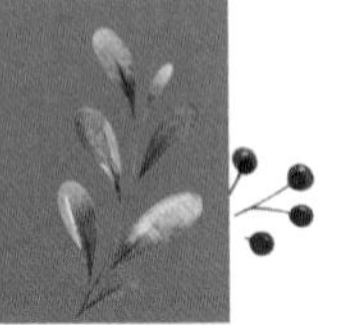

自我照顧極為重要，應該要變成日常習慣。當我們把更多幸福帶入生活中，身心就會保持平靜和安心，這感覺多麼美妙啊！豆蔻精油專門平撫憂慮，幫助回歸平衡和澄淨。玫瑰精油跟心有關，讓我們軟化、敞開、信任和愛自己。

警告：你絕對不想泡澡泡到一半起身，所以記得把門鎖好。

配方

4 滴　豆蔻精油

3 滴　奧圖玫瑰精油

1 大匙　基底油

1 杯　浴鹽（可有可無）

½杯　全脂椰漿（可有可無）

製作方法

1. 在玻璃瓶調和所有精油，調製這個經典配方。平常放在陰涼的地方，以備不時之需。
2. 等到要泡澡的時候，把 5～7 滴經典配方調和基底油，添加到浴鹽中，或者直接添加到泡澡水。如果你會用到椰漿，最後再倒入泡澡水中。

86 寵愛自己平靜沐浴蒸汽香球

局部塗抹　5 歲以上適用

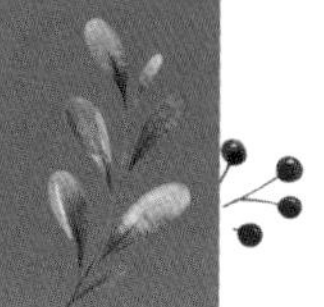

用這款怡人的花香類複方精油，好好寵愛自己一番，包準你一夜好眠。

配方

1 杯　小蘇打
½杯　檸檬酸
½杯　葛粉
2 ½大匙　葡萄籽油
½大匙　香草萃取液
20 滴　薰衣草精油
10 滴　天竺葵精油
8 滴　苦橙葉精油
2 滴　茉莉原精
¾大匙　蒸餾水
你最愛的不銹鋼或矽膠模型

製作方法

1. 拿一個碗，混合小蘇打、檸檬酸和葛粉。
2. 再拿一個碗，混合葡萄籽油、香草萃取液、所有精油和蒸餾水。
3. 慢慢混合乾燥和潮濕的材料，攪拌均勻。
4. 倒入模型塑形成球。
5. 乾燥定型。
6. 每次泡澡使用一顆，直接丟入泡澡水中。

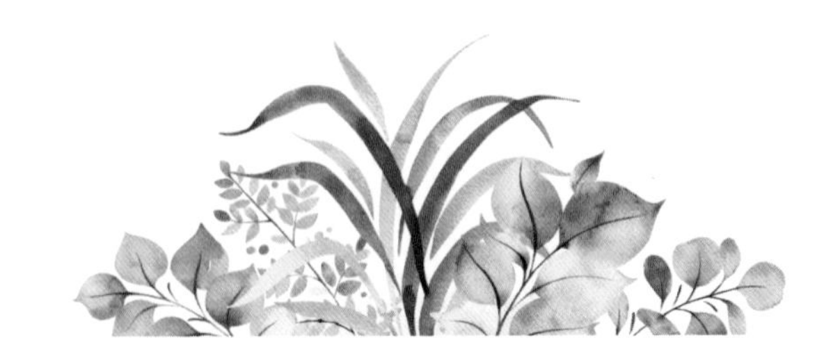

87 快樂天堂泡泡沐浴蒸汽香球

局部塗抹　5 歲以上適用

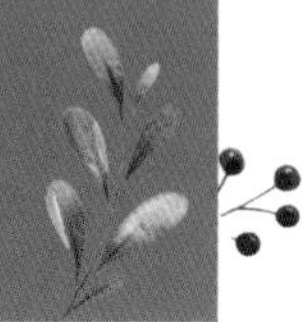

閉上眼睛，想像你在豔陽高照的沙灘上，別忘了準備一杯有小雨傘擺飾的飲料。

配方

1 杯　小蘇打
½杯　檸檬酸
½杯　葛粉
2 ¼大匙　葡萄籽油
½大匙　香草萃取液
¾大匙　蒸餾水
20 滴　甜橙精油
7 滴　紅橘精油
5 滴　豆蔻精油
5 滴　澳洲檀香精油
3 滴　依蘭精油
你最愛的不銹鋼或矽膠模型

製作方法

1. 拿一個碗，混合小蘇打、檸檬酸和葛粉。
2. 再拿一個碗，混合葡萄籽油、香草萃取液、所有精油和蒸餾水。
3. 慢慢混合乾燥和潮濕的材料，攪拌均勻。
4. 倒入模型塑形成球。
5. 乾燥定型。
6. 每次泡澡使用一顆，直接丟入泡澡水中。

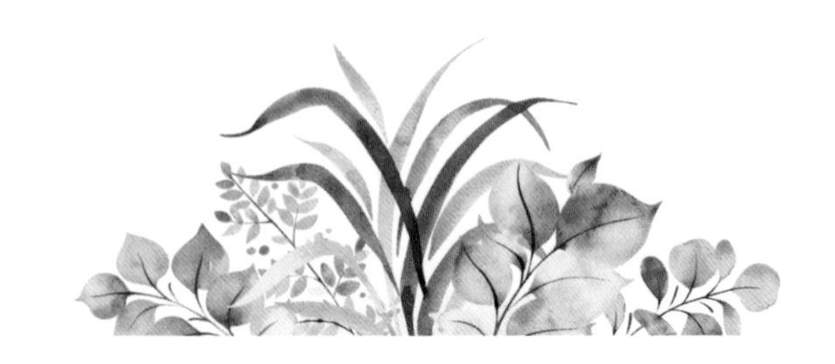

[胸部按摩油]

88 胸部保養油

局部塗抹　2 歲以上適用，具有光毒性

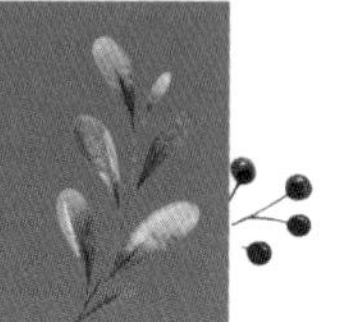

這個配方專為女性設計，適用於日常胸部保養。每天按摩自己的胸部組織，包括左上和右上偏腋窩的部位，以畫圈的方式緩慢按摩，好好的照顧自己一下。這是改編自羅伯・滴莎蘭德（Robert Tisserand）的公開配方。

配方

10 滴　檸檬精油

5 滴　佛手柑精油

5 滴　粉紅胡椒精油

6 滴　古巴香脂精油

3 滴　大西洋雪松精油

60ml　石榴籽油

60ml　玫瑰果油

製作方法

拿一個玻璃容器，把所有精油調和石榴籽油和玫瑰果油，以便每日使用。平常就放在陰涼的地方保存。如果你都是在洗完澡塗抹，千萬不要讓濕氣跑進容器中，否則會滋生微生物。

[美足浴]

89 活力美足浴

局部塗抹　5 歲以上適用

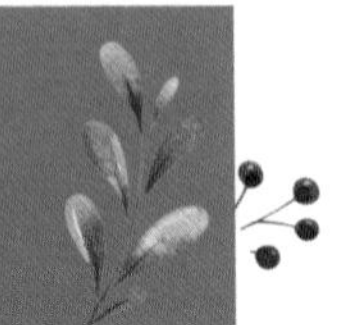

雙腳疲憊的時候，不妨試試看活力美足浴。這是你忙碌一整天之後，絕佳的自我照顧儀式，如果在足部按摩之前使用效果更佳。

配方

2 滴　佛手柑精油

2 滴　甜橙精油

1 大匙　荷荷芭油

½杯　浴鹽

¼杯　粉紅喜馬拉雅鹽

製作方法

拿一個玻璃碗或不鏽鋼碗裝溫水，混入所有精油、荷荷芭油、浴鹽和粉紅喜馬拉雅鹽，讓疲憊痠痛的雙腳泡一泡。

90 溫熱美足浴

局部塗抹　5 歲以上適用

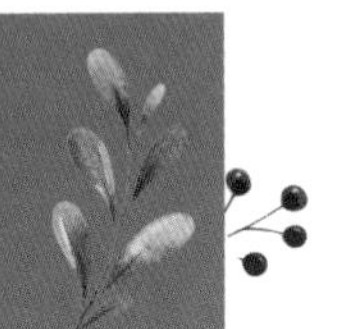

這款溫熱配方包含豆蔻、紅橘和玫瑰精油，適合在忙碌一天之後喘口氣，拿一本你喜愛的書，好好寵愛自己。你是值得的！

配方

2 滴　豆蔻精油

1 滴　紅橘精油

1 滴　奧圖玫瑰精油

1 大匙　荷荷芭油

½杯　浴鹽

¼杯　粉紅喜馬拉雅鹽

製作方法

拿一個玻璃碗或不鏽鋼碗裝溫水，混入所有精油、荷荷芭油、浴鹽和粉紅喜馬拉雅鹽，讓你疲憊痠痛的雙腳泡一泡。

[磨砂膏]

91 鎮定天然磨砂膏

局部塗抹　成人專用

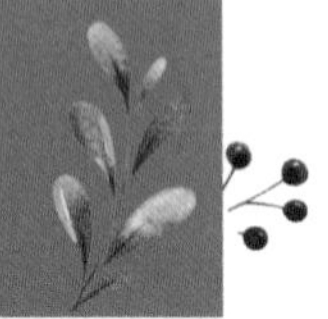

這款天然磨砂膏最好用在成人身上，為肌膚去除角質和精心護理，但不要用在小孩子身上，因為孩童的肌膚比較敏感。

配方

10 滴	澳洲檀香精油
5 滴	薰衣草精油
5 滴	快樂鼠尾草精油
½杯	椰子油或初榨橄欖油
1 杯	砂糖，最好是有機的

製作方法

1. 拿一個有蓋子的玻璃罐，混入所有精油、椰子油和糖。
2. 趁淋浴或泡澡的時候使用磨砂膏，然後用水沖乾淨。千萬不要讓潮濕的手指碰到玻璃容器，以免剩下的磨砂膏受到污染。

92 提神醒腦咖啡磨砂膏

局部塗抹　成人專用

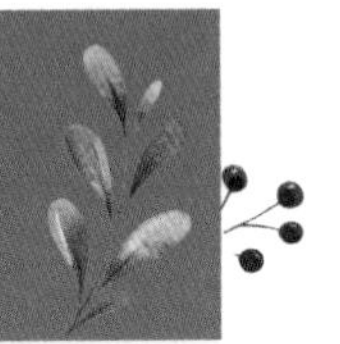

我個人是每週使用一兩次，讓肌膚一整個禮拜都不缺水。早晨喝完咖啡之後（1 人份），把咖啡渣放在小碗裡，然後製成磨砂膏。

配方

2 大匙　濕咖啡渣

1 大匙　初榨橄欖油

1 小匙　有機香草萃取液

或者

3 滴　精油（例如羅馬洋甘菊、乳香、薰衣草或檸檬薄荷）

製作方法

1. 拿一個有蓋子的玻璃小罐子，混合咖啡渣、橄欖油和香草萃取液（或精油）。
2. 趁淋浴或泡澡的時候使用磨砂膏，然後用水沖乾淨。千萬不要讓潮濕的手指碰到玻璃容器，以免剩下的磨砂膏受到污染。

93 終極去角質霜

局部塗抹　成人專用

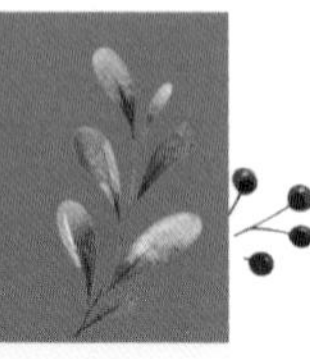

你是不是經常種花種草，以致手都長繭了，或者平常走太多路，以致腳跟有厚厚的硬皮呢？這個配方是我的終極去角質霜，只限比較粗糙的肌膚部位，例如手、腳和手肘等。

配方

10 滴	大西洋雪松精油
7 滴	古巴香脂精油
½杯	初榨橄欖油
2 大匙	生蜂蜜（已軟化）
2 杯	砂糖，最好是有機的

製作方法

1. 拿一個玻璃容器，混合所有精油、橄欖油、蜂蜜和砂糖，攪拌均勻。
2. 在粗糙的部位畫圈按摩，然後洗淨。

[脈輪平衡套裝]

94 海底輪：尋根滾珠瓶

局部塗抹　成人專用

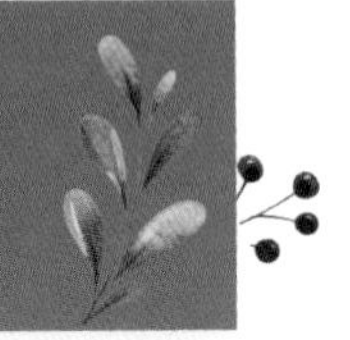

海底輪代表穩定性，跟基本生存需求有關，例如遮風避雨、糧食和水，以及對自己的身體和環境感到自在。讓自己腳踏實地，就是安定並保護海底輪的重要練習，這個配方會從旁輔助你。

配方

1 根	塑膠滴管
5 滴	葡萄柚精油
3 滴	乳香精油
2 滴	岩蘭草精油
10ml	琥珀色或鈷藍色滾珠瓶
9ml	基底油

製作方法

1. 用滴管把所有精油加入滾珠瓶。
2. 添加基底油，裝滿整個滾珠瓶，但記得預留空間套上滾珠，以免外溢。
3. 套上滾珠，鎖緊瓶蓋。
4. 有需要再塗抹身體。

95 臍輪：實現你的靈感滾珠瓶

局部塗抹　成人專用

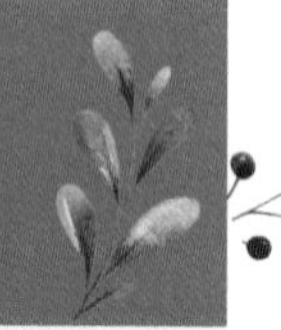

臍輪代表創意、肉慾和所有感官。為了平衡臍輪，我們必須專注於創意的流動性和多變性，做一些讓自己開心的事情，經常有意識的運用五感。

配方

1 根	塑膠滴管
5 滴	甜橙精油
3 滴	澳洲檀香精油
2 滴	奧圖玫瑰精油
10ml	琥珀色或鈷藍色滾珠瓶
9ml	基底油

製作方法

1. 用滴管把所有精油加入滾珠瓶。
2. 添加基底油，裝滿整個滾珠瓶，但記得預留空間套上滾珠，以免外溢。
3. 套上滾珠，鎖緊瓶蓋。
4. 有需要再塗抹身體。

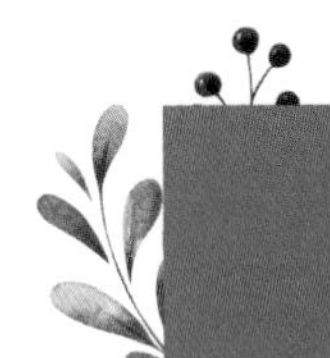

96 太陽神經叢脈輪：彰顯潛能滾珠瓶

局部塗抹　成人專用

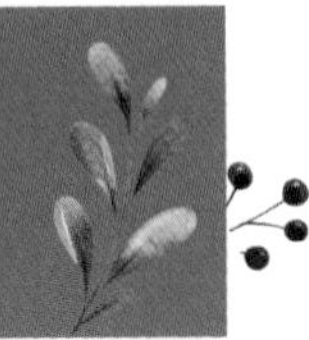

太陽神經叢代表自我的力量和認同，以及重新掌握自己的人生。為了讓太陽神經叢回歸平衡，我們必須按照本書一開始說的，重新跟自己的感受、行為和情緒連結，這些精油將會從旁協助你。

配方

1 根	塑膠滴管
5 滴	豆蔻精油
3 滴	印蒿精油
2 滴	黑胡椒精油
10ml	琥珀色或鈷藍色滾珠瓶
9ml	基底油

製作方法

1. 用滴管把所有精油加入滾珠瓶。
2. 添加基底油，裝滿整個滾珠瓶，但記得預留空間套上滾珠，以免外溢。
3. 套上滾珠，鎖緊瓶蓋。
4. 有需要再塗抹身體。

97 心輪：無條件的愛滾珠瓶

局部塗抹　成人專用

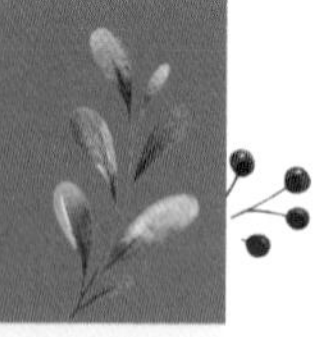

心輪跟愛有關，包括對別人和自己的愛。你有沒有心碎的經驗？你有沒有失去過所愛的人，從而有一種深層的失落感？這些事情都會傷害你的心輪。每當面對這些人生片刻，最重要的是培養一顆寬恕和慈悲的心。

配方

1 根	塑膠滴管
5 滴	萊姆精油
3 滴	古巴香脂精油
2 滴	髯花杜鵑精油
10ml	琥珀色或鈷藍色滾珠瓶
9ml	基底油

製作方法

1. 用滴管把所有精油加入滾珠瓶。
2. 添加基底油，裝滿整個滾珠瓶，但記得預留空間套上滾珠，以免外溢。
3. 套上滾珠，鎖緊瓶蓋。
4. 有需要再塗抹身體。

98 喉輪：清楚表達滾珠瓶

局部塗抹　成人專用

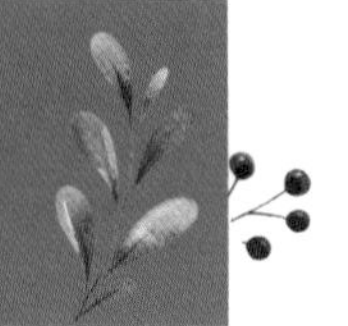

清楚表達，說出內心真實的想法，設定健康的人我界線，都是跟喉輪有關。這個脈輪會幫助我們看見真實的自己，不再任由有時候會稱之為「內在小孩」的自我來編造謊言。不妨試試看這個配方，幫助你清楚表達吧！

配方

1 根	塑膠滴管
5 滴	快樂鼠尾草精油
3 滴	摩洛哥藍艾菊精油
2 滴	羅馬洋甘菊精油
10ml	琥珀色或鈷藍色滾珠瓶
9ml	基底油

製作方法

1. 用滴管把所有精油加入滾珠瓶。
2. 添加基底油，裝滿整個滾珠瓶，但記得預留空間套上滾珠，以免外溢。
3. 套上滾珠，鎖緊瓶蓋。
4. 有需要再塗抹身體。

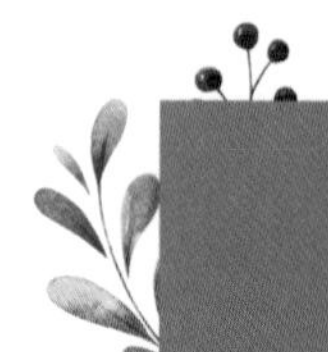

99 眉心輪：平靜覺知滾珠瓶

局部塗抹　成人專用

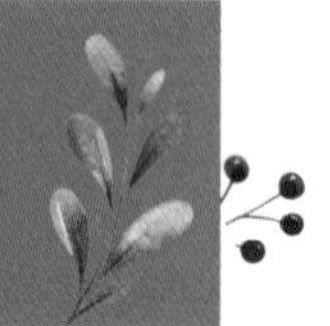

眉心輪代表內在自我或直覺，帶領著我們超越二元性，讓自我和整個世界合而為一。我們就是世界的一部分，世界就在我們之內。冥想的時候，不妨把這個配方塗抹在眉心。

配方

1 根　塑膠滴管
5 滴　紅橘精油
3 滴　廣藿香精油
2 滴　欖香脂精油
10ml　琥珀色或鈷藍色滾珠瓶
9ml　基底油

製作方法

1. 用滴管把所有精油加入滾珠瓶。
2. 添加基底油，裝滿整個滾珠瓶，但記得預留空間套上滾珠，以免外溢。
3. 套上滾珠，鎖緊瓶蓋。
4. 有需要再塗抹身體。

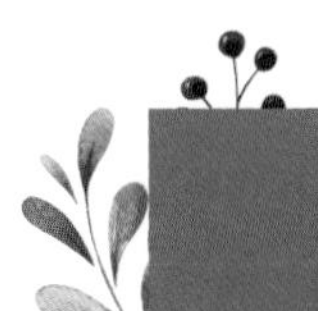

100 頂輪：高我滾珠瓶

局部塗抹　成人專用

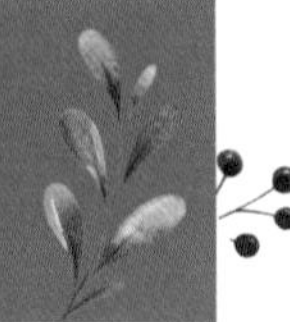

頂輪位於頭頂，代表我們跟大地之母的深層連結。當頂輪回歸平衡，你會清楚知道自己的信念，以及你更高層次的意識。從情緒健康來說，你會更能夠釋放自我侷限的信念。

配方

1 根	塑膠滴管
5 滴	薰衣草精油
3 滴	橙花精油
2 滴	茉莉原精
10ml	琥珀色或鈷藍色滾珠瓶
9ml	基底油

製作方法

1. 用滴管把所有精油加入滾珠瓶。
2. 添加基底油，裝滿整個滾珠瓶，但記得預留空間套上滾珠，以免外溢。
3. 套上滾珠，鎖緊瓶蓋。
4. 有需要再塗抹身體。

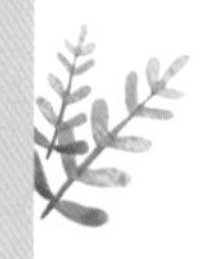

參考資料

書籍

《自然醫學百科》（Encyclopedia of Natural Medicine），麥可．穆瑞（Michael T Murray）和喬瑟夫．皮佐諾（Joseph E Pizzorno），2012 年第三版，New York: Atria Books。

這本暢銷書是我工具箱裡面，最重要的另類輔助醫學參考書，涵蓋 80 多種病症，其中很多跟情緒健康有關，非買不可！

《種子的力量：讓你健康美麗的基底油》（Power of the Seed: Your Guide to Oils for Health & Beauty），蘇珊．帕克（Susan Parker），2015 年出版，Port Townsend, WA: Process Media。

這本書介紹各種基底油，內容很全面，你會更認識調製精油的優質基底油。

《給醫療從業人員的芳療書》（Aromatherapy for Health Professionals），雪莉．普萊斯（Shirley Price），2011 年第 4 版，London: Churchill Livingstone。

我收藏這本書很多年了，至今仍是極有價值的參考書。如果你需要全方位的芳療臨床資訊，不妨找來看一看。

《成功調製芳香治療處方》（Aromatherapeutic Blending: Essential Oils in Synergy，中譯本由大樹林出版社出版），2015 年出版，London and Philadelphia: Singing Dragon。

這本書詳細介紹精油的協同效果，教大家如何在家調製完美配方，不僅介紹很多種精油，還收錄了研究報告，另有參考資源供讀者延伸閱讀。

網站

主動冥想（Active Meditation）。「小冥想：每天可以做的小練習」，www.activemeditation.org／mini-meditations

芳療網（AromaWeb）。「精油和芳療資源」，www.aromaweb.com

Gaiam。「冥想入門：技巧、效用和初學者初級練習」，www.gaiam.com／blog／discover／meditation-101-techniques-benefits-and-a-beginner-s-how-to。

正念（Mindful）。「健康的心靈，健康的生活」，www.mindful.org。

敲穴情緒舒解療法基金會（Tapping Solution Foundation），「讓全世界各個年齡的人享受穴位敲擊的療癒效果」，www.tappingsolutionfoundation.org

滴莎蘭德芳療學院（Tisserand Institute），「滴莎蘭德全方位護膚系列」，tisserandinstitute.org／online-courses／complete-skin-series／

國外精油廠商（作者羅列，不代表本社立場）

Aromatics International. www.aromatics.com

Eden Botanicals. www.edenbotanicals.com

Stillpoint Aromatics. www.stillpointaromatics.com

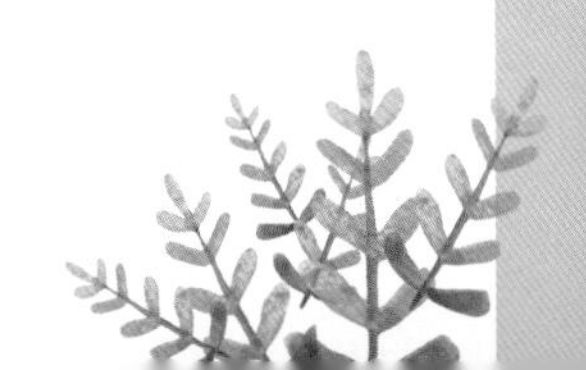

情緒表

情緒	生理症狀	情緒特徵	建議
憤怒	血壓升高、頭痛、心悸、妄想、社交孤立	焦慮、噁心、暴怒、無理取鬧、煩躁、狂怒、憤恨不平	放下憤怒嗅吸棒（第 123 頁）
焦慮	胸悶、口乾、顫抖、肢體麻木、心跳快速、呼吸短促	坐立難安、災難性思考、苦惱、失控、心煩意亂、恐慌、靜不下來	揮別情緒臨界點嗅吸棒（第 116 頁）
憂鬱	哭鬧不安、疲勞、頭痛、失眠、孤立、疼痛、嗜睡、不與人交流	憤怒、感到孤獨和絕望、淒涼、無望、受傷、悲觀、悲傷、想哭、不開心	太陽總會升起擴香（第 125 頁）
拒人於外	短期記憶力差、魂不守舍、注意力不集中、恐慌症、四肢刺痛	跟社會脫節、焦慮、喪失自我感、空虛、孤立、迷失、痲痹、失去動力、孤僻、擔憂	淨化能量擴香（第 193 頁）
精力耗竭	食慾改變、消化問題、減重或增重	焦慮、易怒、過勞、悲觀	一線希望擴香（第 185 頁）
疲勞	健忘、整晚睡不著、疲憊、四肢沈重	冷漠、無助、易怒、脾氣暴躁、悲傷想哭	清醒自覺嗅吸棒（第 135 頁）
恐懼	反胃、心跳急促、出汗、發抖	焦慮、難堪、懷抱非理性的念頭、緊張、有壓力、憂慮	淨化能量室內噴霧（第 131 頁）
沮喪	坐立難安、牙關緊閉、胸悶、哭泣、嘆息	激怒、憤怒、不悅、挫敗、失望	不要皺眉頭擴香（第 118 頁）
鬱悶／季節性抑鬱症	疼痛、食慾改變、四肢沈重、嗜睡	焦慮、無動於衷、易怒、孤立、失去動力、疲倦、喜怒無常	冬季安眠擴香（第 186 頁）

情緒	生理症狀	情緒特徵	建議
悲痛	頭痛、疼痛、痛心、失眠、食慾不振	憤怒、拒絕接受現實、感到絕望、悲慘、悲傷、心煩	軟化你的心身體油（第 124 頁）
無望／創傷後壓力症候群	憂鬱、注意力低落、回憶重現、記憶力問題、做惡夢、痛苦	跟社會脱節、迴避、罪惡感、感到無助、過度警覺、痲痹、不知所措、自責	休息消化恩膏油（第 184 頁）
易怒	熱潮紅、心跳加速、呼吸急促、性慾低落	憤怒、不悅、困惑、不耐、喜怒無常、性急、憤恨不平	興高采烈擴香（第 130 頁）
昏睡	憂鬱、虛弱、四肢沈重、免疫力低落、反射動作變慢	無動於衷、感到沉悶和恍惚、精力耗竭、痲痹、失去動力、厭倦	靈性覺醒擴香（第 190 頁）
失落	頭痛、疼痛、失眠、胸悶、呼吸急促	憤怒、困惑、拒絕接受現實、感到懷疑、悲痛、痲痹、悲傷、震驚	打破輪迴擴香（第 182 頁）
自尊低落	行為抑制、憂鬱、對於環境過度警覺、妄想、創傷	愛批判、害怕犯錯、脆弱、感到不足、愛評斷、缺乏自信、負面	噢美好的一天沐浴蒸汽香球（第 117 頁）
鬱悶	食慾改變、疲勞、失眠、體重增加	鬱悶、憂鬱、失望、心情沈重	找回你的熱情擴香（第 132 頁）
心理疲勞	慢性疲勞、生產力低落、頭痛、失眠、食慾不振、記憶力問題、短期記憶力差	憤怒、無動於衷、冷漠、感到畏懼、孤立、悲觀、敏感、失去動力	青春之泉擴香（第 146 頁）
喜怒無常	慢性疲勞、注意力不集中、脾氣暴躁	憤怒、不悅、無動於衷、不耐、易怒、喜怒無常、性急、憤恨不平	恢復寧靜嗅吸棒（第 145 頁）

情緒	生理症狀	情緒特徵	建議
負面思考	易怒、心臟疾病風險提高、睡眠失調、壓力大	充滿敵意、猶豫不決、自尊低落、悲觀、自憐	光明幸福恩膏油（第 119 頁）
緊張	頭痛、無精打采、心跳快速、腸胃不適	焦慮、憂慮、不安、害怕、敏感、膽戰心驚、擔憂	燃起希望沐浴鹽（第 122 頁）
胡思亂想	內分泌問題、心理疲勞	焦慮、災難性思考、易怒、自尊低落、緊張、鑽牛角尖、愛批評、不安	不要胡思亂想嗅吸棒（第 115 頁）
不知所措	精疲力竭、頭暈、反胃、心跳急促、呼吸不順	茫然、疲憊、超出負荷、壓力大、窒悶	平靜氛圍身體油（第 113 頁）
痛苦	頭痛、行動不便、活動不便、腸胃問題	憤怒、焦慮、羞恥、憂鬱、難堪、感到被誤解、壓力大	舒緩肌肉按摩油（第 149 頁）
恐慌	胸痛、頭暈、反胃、心跳急促、出汗、四肢刺痛、呼吸不順	心不在焉、困惑、冷漠、感到畏懼、歇斯底里、極度恐懼、緊張、注意力不集中、情緒不穩	休息消化恩膏油（第 184 頁）
無力感	易怒、睡眠失調、注意力不集中、壓力大	靜不下來、生產力低落、感到無用、脆弱、卑微	腳踏實地滾珠瓶（第 161 頁）
自我懷疑	頭痛、失眠、壓力大、孤立、痛苦、悲觀	焦慮、憂鬱、易怒、自尊低落、緊張、鑽牛角尖、完美主義、不安	堅持信念擴香（第 112 頁）
壓力	疼痛、牙關緊閉、胸痛、頭暈、經常感冒和生病、失眠、無精打采、心跳急促、腸胃不適	躁動、防衛心重、憂鬱、疲憊不堪、孤立、孤單、喜怒無常、負面思考、不知所措、焦慮	遠離壓力性疼痛身體油（第 151 頁）

情緒	生理症狀	情緒特徵	建議
感到人生卡住	易怒、睡眠失調、注意力不集中、壓力大	困惑、冷漠、空虛、猶豫不決、失去動力、感到無用、脆弱	放寬心沐浴鹽（第144頁）
緊張	頭痛、痛苦、肩膀緊繃、無精打采、姿勢不良、腸胃不適	焦慮、憂鬱、易怒、不知所措	舒壓按摩油（第164頁）
創傷／創傷後壓力症候群	注意力不集中、回憶重現、記憶力問題、做惡夢、痛苦	憤怒、焦慮、迴避、憂鬱、畏懼、失控、易怒、羞恥	正向思考嗅吸棒（第183頁）
注意力不集中	精疲力竭、疲勞、短期記憶力差、無精打采	憤怒、焦慮、沮喪、浮躁、迷失、痲痹、不安	海底輪：尋根滾珠瓶（第205頁）
孤僻	憂鬱、疲勞、頭痛、失眠、孤立、痛苦、悲觀	感到孤獨、絕望、淒涼、無望、受傷、迷失、痲痹、悲觀、脆弱	找回寧靜擴香（第121頁）
擔憂	頭暈、心律不整、注意力不集中、失眠、發抖／抽搐	焦慮、易怒、自尊低落、緊張、太在乎別人的想法、愛批評、不安	關掉開關擴香（第171頁）

精油表

精油	適應症	預期效果
歐白芷根	長期胡思亂想、負面思考、擔憂	平靜、雀躍、樂觀
古巴香脂	焦慮、憂鬱、創傷	平靜、寧靜
甜羅勒	短期記憶力差、疲勞、缺乏動力	提神、專注、提振
佛手柑	憂鬱、失眠、疲勞	平衡、放鬆、提振
檸檬薄荷	抑鬱、壓力、緊張	澄淨、和諧、快樂
黑胡椒	心不在焉、疲勞、恐懼	自覺、提神、專注
黑雲杉	精疲力竭、感到不知所措	平靜、恢復生氣、興奮
摩洛哥藍艾菊	焦慮、胡思亂想、不耐	懂得變通、專注、放鬆
佛陀木	冷漠、感到疲憊不堪或心煩意亂	腳踏實地、沉思和正念
豆蔻	恐慌、悲傷、擔憂	滋養、平靜、舒緩
大西洋雪松	不安、虛弱、不與人交流	有韌性、堅強
南非洋甘菊	憂慮、膽戰心驚、感到不知所措	正念、平靜、寧靜
羅馬洋甘菊	易怒、緊張緊繃、恐慌	安定、滋養、平靜
岩玫瑰	歇斯底里、驚嚇、創傷	安慰、保護、安定
快樂鼠尾草	精疲力竭、鬱悶、心煩意亂	平衡、雀躍、放心
絲柏	感到疲憊、緊張、痲痹	平衡、穩定、堅強
印蒿	孤單、喜怒無常、猶豫不決	提振情緒、情緒高昂、興奮
欖香脂	憂慮、恐懼、不與人交流	慈悲、滿足、平靜
芳枸葉	失衡、失去動力、感到卡住	和諧、平衡、信心倍增

精油	適應症	預期效果
乳香	恐懼、苦惱、虛弱	淨化、內觀、保護
白松香	躁動、苦惱	確信、平靜、堅強
天竺葵	喜怒無常、經前症候群、靜不下來	平衡、恢復生氣、提振
葡萄柚	憂鬱、嗜睡、悲傷	快樂、滿足、輕鬆
義大利永久花	悲痛、無望、失落	慈悲、受到鼓舞、寬恕
大麻	苦惱、感到超出負荷	確信、安心、軟化
芳樟	感到畏懼、緊張、壓力	自由、寧靜、靜心
茉莉原精	痛苦、失望、沮喪	希望、平靜、慰藉
月桂	自尊低落、負面思考、自我懷疑	自信、正向思考
醒目薰衣草	痛苦、靜不下來、緊繃	平靜、沒有痛苦、支持
真正薰衣草	苦惱、精疲力竭、壓力	滿足、自我確信、軟化
檸檬	躁動、痛苦、悲傷	提神、樂觀、恢復生氣
萊姆	精疲力竭、胡思亂想、注意力不集中	提神、活力、專注
紅橘	困惑、失去動力	慈悲、滿足、甦醒
甜馬鬱蘭	悲痛、失落、強迫性思維	慰藉、滋養、理性
沒藥	痲痹、失去動力、失衡	和諧、平靜、穩定
橙花	感到疏離、猶豫不決、不跟人交流	澄淨、安定、不受干擾
甜橙	焦慮、擔憂、感到卑微	信任、和諧、喜悅
秘魯聖木	冷漠、悲觀、失衡	連結、活力、頭腦清楚

精油	適應症	預期效果
廣藿香	感到疏離、空虛、鬱悶	自由、寧靜、無條件的愛
苦橙葉	注意力不集中、胡思亂想、擔憂	頭腦清楚、平靜、安心
粉紅胡椒	焦慮、鬱悶、緊張	受到鼓舞、拓展自我、活潑
髯花杜鵑	孤立、負面思考、脆弱	勇敢、自信、敞開
奧圖玫瑰	憂鬱、悲痛、失落	寬恕、療癒、心胸開放
印度岩蘭草	憤怒、疲勞、易怒	平衡、腳踏實地、滿足
澳洲檀香	壓力、胡思亂想、自我批判	平靜、安靜、天人合一
西伯利亞冷杉	鑽牛角尖、不安、感到不踏實	穩定、堅強、自信
穗甘松	精疲力竭、焦慮、心煩	休養、復原、善待自己
岩蘭草	敏感、過動、失衡	確信、自信、穩定
西洋蓍草	憤怒、創傷	優雅、溫和、理解
依蘭	恐懼、情緒波動、神經緊張	澄淨、和諧、無畏

謝辭

首先，我要感謝我母親和姐妹，她們永遠信任我，甚至連我也不信任自己的時候。妳們是我的靈感來源，不斷向我證明，一切都是有可能的，我對妳們的愛，無法言喻。

我很感謝一路上幫忙我的好朋友：艾希禮・葛萊斯曼（Ashley Glassman）、山姆・布朗（Sam Brown）、海瑟・莫里斯（Heather Morris）、布魯克・李德（Brook Reed）、蒂娜・范戴克・迪布斯（Dina VanDecker-Tibbs）、珍妮佛・傑弗里（Jennifer Jeffreies）、赫利・岩森霍夫（Haly JensenHof）、伊莉莎・白羅素（Elizabeth Russell）等人。真心的朋友值千金！很開心可以遇見你們，很感謝可以跟你們成為朋友。

我感謝人生和職業生涯裡，每一個幫助過我的人，包括 Callisto Media 所有人，讓這個夢想付諸實現。我無法列出每個人的名字，但我都有感受到你們的支持。你們帶給我的人生經驗，讓我獲益良多。

我感謝兒子艾登和歐文，他們吃了無數次外送，被迫更改行程，承擔過多家務。我特別想謝謝艾登，他一夕之間長大，花很多時間幫忙我做研究，擔任我的聯絡人。他一直陪伴著我，完成這份為愛而做的事情。艾登和歐文，我真的好愛你們。

我最後要感謝大家，我超棒的讀者們，謝謝你們願意展開情緒療癒的旅程。這是你們邁向幸福快樂的一步。

國家圖書館出版品預行編目(CIP)資料

親子情緒芳療：芳療師媽媽帶領你解決兒童情緒問題，以及父母的育兒焦慮、壓力與失眠／萊絲莉.摩登諾爾著. -- 初版. -- 新北市：大樹林出版社，2021.01
面； 公分. -- (自然生活；44)
譯自：Emotional healing with essential oils : relieve anxiety, stress, depression, and mood imbalances naturally
ISBN 978-986-99154-8-9(平裝)

1.芳香療法 2.香精油 3.情緒管理

418.995 109019127

自然生活 44

親子情緒芳療

芳療師媽媽帶領你解決兒童情緒問題，以及父母的育兒焦慮、壓力與失眠

作 者／萊絲莉・摩登諾爾
譯 者／謝明珊
總 編 輯／彭文富
執行編輯／黃懿慧
內文設計／菩薩蠻數位文化有限公司
封面設計／葉馥儀
出 版 者／大樹林出版社
營業地址／23357 新北市中和區中山路 2 段 530 號樓之 1
通訊地址／23586 新北市中和區中正路 872 號 6 樓之 2
電 話／(02) 2222-7270 傳 真／(02) 2222-1270
E-mail／notime.chung@msa.hinet.net
官 網／www.gwclass.com
Facebook／www.facebook.com/bigtreebook
發 行 人／彭文富
劃撥帳號／18746459 戶名／大樹林出版社
總 經 銷／知遠文化事業有限公司
地 址／新北市深坑區北深路 3 段 155 巷 25 號 5 樓
電 話／02-2664-8800 傳 真／02-2664-8801
初 版／2021 年 01 月

定價／420 元 港幣／140 元 ISBN／978-986-99154-8-9

電子回函

活動內容

NEW！新企畫【成為芳療新書試讀員】

大樹林出版社將邀請讀者試閱新書，撰寫書評。

填妥線上回函完整資料，你也有機會收到新書公關書。

EMAIL贈品

請用手機掃描電子回函 Qrcode，並填妥線上回函完整資料，

即可獲得本書的〈情緒表〉和〈精油表〉電子檔，方便您快速找到所需配方。

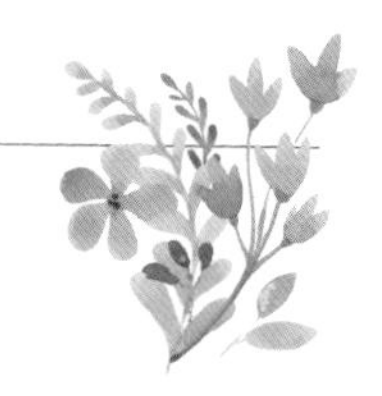

出版社服務

如果你需要本公司的服務，歡迎使用以下方式

【作者投稿】

主題：健康書、心理書、芳療書、命理書等非文學類書籍

標題：【投稿——大樹林出版社】作者／暫定書名

請將書籍目錄、部分或全部書稿、作者簡介、出版優勢……等資料準備齊全，以Email寄至信箱：notime.chung@msa.hinet.net

※十個工作日內，會回覆您審核結果。

※自費出版者，請寄全稿，並於信中註明「單色／全彩，純文字／是否需配圖，需要印刷本數，預算」，將為您規劃報價。

【媒體合作】

請洽編輯部，來信請標註合作的書名，會由責任編輯為您服務。

以Email寄至信箱：service@guidebook.com.tw

【廠商合作】&【團購優惠】（30本以上）

請洽業務部承辦人：邱小姐

信箱：educationbook.ting@gmail.com

電話：02-2222-7270#12

【芳療個案諮詢】

請洽大樹林學院：加入以下大樹林的帳號，以便購買：精油&芳療諮詢

L I N E　　微信